Inhalt

Doris Wolf

Ängste

verstehen
und
überwinden

Wie Sie sich von Angst,
Panik und Phobien befreien

Weltbild

Besuchen Sie uns im Internet:
www.weltbild.de

Weltbild Taschenbuch

Die Autorin

Doris Wolf ist Psychotherapeutin mit mehr als 25 Jahren Berufserfahrung. Heute wie vor 25 Jahren fasziniert es sie, wie es Menschen gelingt, Probleme zu lösen und neue Wege zu gehen. Und sie ist dankbar, wenn sie ihnen dabei auf vertrauensvolle Weise helfen kann.

Vorwort

Liebe Leserin, lieber Leser,

wenn ich im Geiste alle Klienten an mir vorüberziehen lasse, die meine Praxis aufgesucht haben, so muss ich feststellen, dass mindestens die Hälfte davon wegen ihrer Ängste zu mir kam. Einige Klienten waren sich ihrer Ängste von Anfang an bewusst, andere wiederum kamen wegen körperlicher Beschwerden, hinter denen sich die Angst verbarg, die sie aber nicht als Zeichen für Angst ansahen. Die Angst zeigte sich in vielerlei Formen, in eng umgrenzten Bereichen oder das ganze Leben einnehmend: Prüfungsangst, Autoritätsangst, Angst vor dem Alleinsein, vor dem Alter, vor dem Autofahren, vor Krankheiten, vor Ablehnung, Angst, verlassen zu werden, vor dem Tod, vor Hunden, vor Höhen, vor großen Plätzen, Angst vor der Angst und davor, umzufallen; sie zeigte sich in Magenbeschwerden, Herzstechen, Zittern, Schwindelanfällen usw.

Angst ist nichts, was nur Sie betrifft. Jeder Mensch hat sich in seinem Leben schon mehr oder minder ängstlich erlebt und wird sich auch immer mal wieder ängstlich erleben. Auch Angst, die stark einengt, ist weit verbreitet. Zwei von fünf Menschen in Deutschland leiden unter einer leichteren Angst, jeder zehnte wird von seiner Angst im Alltag stark behindert. In den schlimmsten Fällen verändern die Betroffenen ihr ganzes Leben, nur um nicht den Situationen zu begegnen, vor denen sie Angst haben.

Deshalb kann ich Sie gleich beruhigen. Sie sind nicht abnormal und müssen sich nicht verstecken, weil Sie unter Ängsten leiden. Geben Sie ruhig Ihre Ängste zu, und nehmen Sie sie für den Augenblick als einen Teil von sich an. Das ist der erste Schritt zur Veränderung. Die gute Nachricht ist: *Sie können Ihre Ängste beeinflussen, gleichgültig, wie alt Sie sind, und gleichgültig, wie lange Sie die Angst schon begleitet.*

Es gibt nur eine Schwierigkeit dabei – und das ist Ihre Angst. Sie verspüren im Augenblick echte Angst und wollen sich gerne so verhalten, als ob Sie keine Angst haben. Sie haben das Ziel, ohne Angst zu leben, und das erreichen Sie nur, indem Sie zunächst die Dinge mit Angst tun. Etwas trotz Angst zu tun, läuft jedoch all dem zuwider, was Sie bis jetzt gewohnt sind zu tun. Sie sind ja gewohnt, nach Ihren Gefühlen zu handeln, d.h. bei Angst zu vermeiden, und nun soll all das nicht mehr stimmen? Ja, es führt leider kein Weg daran vorbei. Die Angst wird Sie noch eine Weile begleiten, während Sie Ihr Verhalten bereits verändern.

Tatsache ist, dass Sie im Augenblick Angst haben. Daraus ergeben sich für Sie zwei Möglichkeiten:
1. weiterhin Angst zu haben, zu grübeln, sich um die Zukunft zu sorgen, Situationen zu meiden, vor denen Sie Angst haben, sich in Ihrem Leben zu lähmen und sich für Ihre Angst zu verurteilen. Dann wird die Angst im günstigsten Fall verbleiben, sich im ungünstigsten Fall mit der Zeit immer mehr ausweiten, sodass Sie schließlich nur noch aus Vermeidung und Sorgen-Machen bestehen.
2. die Angst bewusst wahrzunehmen, ihre Ursache zu ergründen, die Ursache zu verändern und zunächst mit

der Angst in die Situation zu gehen und mit ihr umgehen zu lernen. Mit der Zeit werden Sie Ihre Angst überwinden und Ihr Leben mehr genießen können.

Sie haben aus irgendwelchen Gründen in Ihrem Leben gelernt, in bestimmten Situationen mit Angst zu reagieren. Sie können jetzt überprüfen, ob diese Gründe für Sie auch heute noch Anlass zur Angst sein müssen.

Wenn Sie ohne Überprüfung weiterhin auf Ihre Angst hören, die Ihnen weismachen will, wie gefährlich die Welt ist, dann werden Sie sie nicht überwinden. Ihre Angst wird Ihnen dann bisweilen sagen, dass Sie bestimmte Situationen meiden müssen und dass Ihr Leben in Gefahr ist, auch wenn es in Wirklichkeit nie gefährlich war oder nicht mehr der Fall ist. Ihre Angst wird Sie dann manchmal zu Taktiken und Entscheidungen zwingen, die Sie vernünftigerweise nicht treffen würden.

In diesem Buch erfahren Sie, warum Sie in bestimmten Situationen Angst verspüren, und Sie lernen, die Angst zu überwinden. Es wird Mühe kosten, weil sich Ihr Gefühl Ihnen in den Weg stellen wird, aber es gibt Möglichkeiten, Ihr Gefühl zu Ihrem Verbündeten zu machen. Und es lohnt sich! *Ein Leben mit mehr Freiheit und Spontaneität erwartet Sie, ein Leben mit weniger Planung, weniger Anspannung und weniger Druck.* Ein Leben, in dem Sie Ihr Potenzial, das in Ihnen steckt, voll ausschöpfen können. Ich möchte Ihnen Mut machen, Ihre Angst in Angriff zu nehmen und sich mit ihr auseinanderzusetzen. Hören Sie nicht auf andere Menschen, die Sie glauben machen wollen,
– dass Sie an der Grenze zur Verrücktheit stehen,
– dass Sie nur Willenskraft brauchen, und dann geht alles,

- dass es Jahre dauern wird, bis Sie Ihre Angst abbauen werden,
- dass die Ursachen Ihrer Ängste in der Kindheit liegen und Sie deshalb ohne eine umfassende Analyse Ihrer Kindheitsgeschichte Ihre Ängste nicht in den Griff bekommen können,
- dass die Angst, wenn Sie nur die Ursache erkannt haben, auf magische Weise plötzlich verschwinden wird,
- dass die Angst, wenn Sie sie verlernen, durch eine andere ersetzt wird,
- dass übermäßige und sinnlose Ängste ein Hinweis auf eine grundlegende Persönlichkeitsstörung sind,
- dass Sie ein aussichtsloser Fall sind und nur noch die Frühberentung auf Sie wartet.

Dies alles ist unwahr, lähmt Sie und hindert Sie an einer Veränderung. Der Erfolg der Klienten meiner Praxis und der Erfolg all der Klienten in anderen Praxen, deren Therapeuten nach den gleichen therapeutischen Techniken, der Kognitiven Verhaltenstherapie, arbeiten, beweist, dass man die Angst in den Griff bekommen kann. Lassen Sie sich also nicht erschüttern von Menschen, die Ihre Angst nicht verstehen können oder Ihnen mitteilen, dass Ihre Lage aussichtslos ist. *Es gibt Hoffnung auch für Sie.*

Ja, mit Ihnen stimmt tatsächlich etwas nicht. Sie haben im Augenblick vielleicht in Situationen Angst, in denen viele andere Menschen keine Angst haben. Sie verspüren körperliche Beschwerden, die Ihre Angst begleiten, wenn Sie in bestimmten Situationen sind. Sie haben im Augenblick vielleicht vor Situationen in der Zukunft Angst, von denen Sie erstens nicht wissen, ob sie je auf Sie zukommen werden, und die Sie zweitens durch Ihre Angst ohnehin nicht verhindern können. Der Grund: Sie haben sich fehlerhafte, wenig hilfreiche Einstellungen zugelegt. Ihre Ängste sind lediglich wenig sinnvolle Angewohnheiten, die Sie wie alle anderen Angewohnheiten wieder verlernen können.

Dieses Buch kann zwar nicht bewirken, dass sich beim Lesen Ihre Angst in Luft auflöst, aber wenn Sie sich den Inhalt des Buches zu eigen machen und sich danach verhalten, können *Sie* es bewirken.

Sie können bewirken,
– dass Sie in bestimmte Situationen (Schlange vor der Kasse, Busfahrt, Prüfung, Supermarkt, Tunnel, Lift, große Versammlung, freie Plätze, Konzert, Friseur, Begegnung mit Vögeln, Spinnen, Hunden) gehen, statt diese aus Angst zu vermeiden,
– dass Sie sich wieder damit beschäftigen, welche Ziele Sie sich wählen und was Sie erfreut, statt nur damit, wie Sie vermeintliche Katastrophen vermeiden können (in ein Konzert gehen mit dem Gedanken, was für ein schönes Erlebnis es sein wird, statt sich in Gedanken auszumalen, wie Sie im Saal umfallen, und nicht hinzugehen),
– dass Sie ein Risiko eingehen und neue Erfahrungen sammeln, statt sich aus Angst gar nicht erst an etwas Neues zu wagen (»Wenn ich im Café einen Fremden anspreche, könnte ich einen Korb kriegen«, »Wenn ich fliege, könnte ich abstürzen«, »Wenn ich die neue Stelle annehme, werde ich versagen«),

– dass Sie Unkontrollierbares und Unsicherheiten im Leben akzeptieren, statt sich durch sinnlose Sorgen das Leben zur Hölle zu machen.

Wenn Sie lernen möchten, sich weniger zu ängstigen und neue Verhaltensweisen zu entwickeln, die Ihre Ängste auf Dauer vermindern, statt sie zu verstärken, dann beginnen Sie am besten gleich mit dem Teil I, dem theoretischen Teil des Buches. Dort werde ich Ihnen erklären, woher Ihre Ängste kommen. Für viele Menschen ist es schon hilfreich, zu wissen, wie die Angst entsteht. Wenn Sie dann noch einen Schritt weitergehen möchten, lesen Sie Teil II. Dort werden Sie erfahren, wie Sie Ihre Ängste abbauen können.

Bei »leichteren Fällen«, also bei Menschen, die eine Angst vor einem konkreten Objekt oder einer konkreten Situation haben oder bei denen die Anzahl der Ängste begrenzt ist, werden Sie häufig auch ohne die Hilfe eines Therapeuten zurechtkommen können. Wenn Sie nach dem Lesen von Teil I die Ursachen Ihrer Ängste nicht erkennen können, also keine konkreten Gedanken oder Vorstellungsbilder und die damit verknüpften Objekte und Situationen finden können, dann suchen Sie unbedingt Ihren Hausarzt auf.

Gelegentlich steckt hinter der Angst auch eine körperliche Störung. Bescheinigt der Hausarzt Ihnen, dass Sie organisch gesund sind, lassen Sie sich zu einem Verhaltenstherapeuten überweisen. Keine Angst, auch dann können Sie Ihre Ängste überwinden. Ein Psychotherapeut wird Ihnen dabei helfen, die Ursachen Ihrer Angst herauszufinden, die für Sie passenden Strategien zur Angstbewältigung auswählen und Ihnen viel Mut zusprechen und Unterstützung geben.

Die gesetzlichen Krankenkassen übernehmen die Kosten der Verhaltenstherapie bei Psychotherapeuten, die von ihnen zugelassen/anerkannt sind. Sie benötigen keine Überweisung, sondern können direkt Kontakt mit dem Psychotherapeuten aufnehmen.

In Teil III dieses Buches werde ich dann auf die häufigsten Ängste noch einmal genauer eingehen und Ihnen konkrete wirksame Strategien zum Umgang mit diesen Ängsten und zu deren Überwindung geben. Da sich hinter der Angst meist auch eine grundsätzliche negative Einstellung zu sich und der Umwelt verbirgt, gehe ich in Teil IV schließlich auf eine neue Lebenseinstellung ein. In Teil V lassen Sie darüber hinaus noch einige meiner Klienten an ihren Erfahrungen mit der Angst teilhaben.

Sie werden in diesem Buch häufig auf Wiederholungen stoßen. Wenn Sie diese erkennen, wissen Sie, dass Sie schon etwas dazugelernt haben. Wenn Sie die Wiederholungen nicht erkennen, sind sie notwendig, damit die Erkenntnisse zu Ihrem geistigen Eigentum werden können. Wiederholung ist der beste Weg, etwas zu erlernen oder zu verlernen.

Noch ein Wort zur Vorsicht: Wenn Sie im Augenblick große berufliche oder persönliche Sorgen, Konflikte oder Belastungen (z.B. Prüfung, Arbeitsplatzwechsel, Trennung, schwere Krankheit eines Angehörigen) haben, warten Sie mit der Arbeit an Ihren Ängsten ab, bis die äußeren Bedingungen friedlicher und günstiger sind. Beschränken Sie sich auf das Lesen insbesondere von Teil I, Teil IV und Teil V.

Wie Sie am besten bei der Arbeit an Ihrer Angst vorgehen

1. Lesen Sie das Buch zunächst in einem Schnelldurchlauf, um Ihre Neugier zu befriedigen. Damit hat sich an Ihrer Angst noch gar nichts, an dem Verständnis Ihres Verhaltens und der Zusammenhänge zwischen Einstellung und Körper vielleicht schon ein wenig geändert.

2. Dann müssen Sie Ihre Vorgehensweise wechseln. Dies hier ist ein Arbeitsbuch, das Sie auch so behandeln sollten. Wie Sie eine neue Sprache erlernen, wollen Sie nun den Umgang mit der Angst lernen. Sie wollen lernen, die Angst erst gar nicht entstehen zu lassen, und, wenn sie schon mal da ist, anders mit ihr umzugehen. Das kostet Mühe und Zeit. Nehmen Sie sich deshalb täglich eine halbe Stunde Zeit und beginnen Sie damit, Teil I zu lesen. Streichen Sie für Sie wichtige Sätze an und erzählen Sie jemandem, dem Sie vertrauen, von Ihren Erkenntnissen. Legen Sie sich ein Arbeitsheft an, in das Sie all Ihre Erkenntnisse schreiben. Auch wenn dieses Vorgehen und das Anlegen eines Heftes sehr nach Schule klingen und Sie sich vielleicht vorgenommen haben, nie mehr etwas wie in der Schule zu machen, sollten Sie Ihren Widerstand überwinden. Das Beobachten und detaillierte Ausformulieren Ihrer Erkenntnisse wird Ihre Fortschritte beschleunigen. Zudem werden Sie später darüber staunen, wie schwer Sie sich am Anfang getan haben.

3. Sind Sie bei Teil II angekommen, wird Ihr Arbeitsheft noch wichtiger. Jetzt beginnen Sie mit der Analyse Ihrer

Angst und der schrittweisen Bearbeitung. Erinnern Sie sich daran: mit Angst zu reagieren ist eine Gewohnheit. Eine neue Gewohnheit entwickelt sich, indem man über einen bestimmten Zeitraum mit einer neuen Denk- und Verhaltensweise reagiert. Packen Sie es an. Sie können neue Gewohnheiten, zu denken und zu handeln, entwickeln. Die neue Gewohnheit zu fühlen – ohne Angst – erfolgt dann auf dem Fuß. Als Letztes – leider als Letztes – verschwindet die Angst.

Deshalb verdienen Sie bei jedem auch noch so kleinen Schrittchen ein ganz dickes Lob. Kein anderer Mensch kann ermessen, was es vielleicht für Sie bedeuten mag, die Straße entlangzugehen, wo Ihnen Nachbars Hund begegnet, eine Station mit der Straßenbahn zu fahren, im Kino in der Mittelreihe zu sitzen, jemandem am Telefon eine Einladung abzusagen. Sparen Sie deshalb nicht mit Lob.

Was zählt, ist *Ihr* Fortschritt gemessen an *Ihrem* Startpunkt, nicht die Tatsache, dass andere schon am Ziel angekommen sind oder Ihnen all das früher kein Problem bereitet hat.

4. Führen Sie ein Erfolgsprotokoll. Belohnen Sie sich und führen Sie über jedes kleine Schrittchen Buch. Wenn Sie möchten, schreiben Sie mir über Ihre Erfolge und lassen Sie mich daran teilhaben.

5. Akzeptieren Sie sich mit Ihrer Angst für den Augenblick. Auch wenn andere keine oder weniger Angst haben, es gibt Gründe, warum Sie jetzt noch Angst haben. Wenn Sie sie herausgefunden haben, können Sie Ihre Angst auch überwinden! Glauben Sie mir, Ihre Angst hat im Augenblick ihre Berechtigung. Sie können sich

jedoch entscheiden, ihr die Berechtigung für die Zukunft zu entziehen. Lassen Sie uns beginnen, Genaueres über Ihre Angst herauszufinden.

Ihre

Doris Wolf

Der einfachen Lesbarkeit wegen spreche ich im Folgenden von »den Betroffenen«, »dem Einzelnen« und »man«. Selbstverständlich möchte ich sowohl meine Leserinnen als auch meine Leser ansprechen.

Teil I

Angst: Wie sie entsteht und am Leben erhalten wird

1. Das Wesen der Angst

Ein Fallbeispiel: Frau N., 45 Jahre alt, verheiratet, 2 Kinder
»Vor fünf Jahren – kurz nach Ostern – bekam ich plötzlich Herzschmerzen. Monatelang versuchte ich zunächst, diese Schmerzen als harmlos zu verdrängen, schließlich hatte ich doch schon immer Sport getrieben und war nie ernstlich krank gewesen. Doch schließlich kam zu diesen Herzbeschwerden eine solche Unruhe, die sich an einem Wochenende derart steigerte, dass ich mich an meinen Mann klammerte, weil ich meinte, ich müsse sterben.

Ein Gefühl von Angst kroch plötzlich in mir von meinen Füßen die Beine hoch, den Rücken entlang in den Nacken, in die Fingerspitzen, in den Kopf. Mein Herz schlug heftig, ich zitterte und bekam Schüttelfrost. Es war, als wenn ich in ein dunkles Loch gestoßen würde. Eine Angst, wie ich meinte, die aus dem Nichts kam. Sie verschwand nach kurzer Zeit wieder, und ich blieb wie völlig erschöpft zurück. Und von diesem Tag an erlebte ich diese Angstattacken immer und immer wieder; sie überfielen mich regelrecht beim Einkaufen, auf der Straße, im Auto, beim Essen, im Bett, bei Besuchen.

Bei den Herzbeschwerden hatte ich immer noch versucht, dagegen anzugehen, mich mit anderen Dingen abzulenken; aber wie sollte ich jetzt gegen diese Angst kämpfen, gegen dieses Unfassbare, das im Nichts verschwand und irgendwann wieder daraus auftauchte?

Ich befragte verschiedene Ärzte, die mich untersuchten, aber keine körperlichen Befunde feststellten. Sie verschrieben mir Psychopharmaka, zu denen ich mich in Notsituationen retten konnte. Zumindest hatte ich jetzt das Gefühl, wenigstens einen Rettungsanker zu haben gegen die Angst.

Aber eine Lösung war das sicherlich nicht; das empfand ich schon von Anfang an. Eine Besserung trat auch tatsächlich ein, als ich einen Kurs besuchte, der sich mit Kommunikationstraining befasste. Ich lernte mich besser kennen, verstehen, achtete mehr auf meine Gefühle und Wünsche. Aber wohl noch nicht genug.

Einige Zeit nach dem Kurs, bevor ich nach einer siebenjährigen Pause – ich habe zwei Kinder und ließ mich vom Dienst beurlauben – wieder in meinen alten Beruf zurückkehren wollte, wurden die Angstattacken wieder so groß und kamen so häufig, dass meine Gedanken nur noch darum kreisten »Wann kommen sie wieder?« und ich daran zu zweifeln begann, ob ich überhaupt noch einmal den Beruf »ausfüllen« könne und den Anforderungen gewachsen sei. Ich hatte die Kraft, aufzustehen gegen die Angst: Ich entschloss mich zur Einzeltherapie. Zusammen mit der Therapeutin arbeitete ich an meinem Problem. Wir besprachen die aktuellen Situationen, in denen die Angst auftrat, und ich erkannte meine Position darin: Jedes Mal, wenn ich nicht wusste, wie ich da herauskommen konnte, wenn ich mich ausgeliefert fühlte, kam die Angst. Ich äußerte mich nicht klar genug, sprach meine Wünsche nicht offen genug aus – und wenn es darum eben anders lief, als ich es mir insgeheim wünschte, fühlte ich mich in der Klemme. Ich tat oft das, was die anderen wollten, und vernachlässigte meine eigenen Bedürfnisse. Ich fühlte mich ohnmächtig ausgeliefert. Hatte ich denn auch je schon als Kind erlaubt bekommen, meine Meinung zu sagen, meine Wünsche zu äußern? Ich hatte Angst zu verletzen, und, wenn ich es tat, nicht mehr geliebt zu werden, mich im wahrsten Sinne des Wortes »unbeliebt« zu machen. Ich begann zu üben; erlebte, einengende Situationen zu überdenken, nach Möglichkeiten zu suchen, wie ich die für mich beängstigende Situation anders, besser hätte bewältigen können, meine Gedanken auf positiv einzustellen, mich wichtig zu nehmen.

Dies alles versuchte ich, Schritt um Schritt in neuen Problemsituationen anzuwenden, nach vorne zu gehen, statt Nicht-Geäußertes sich als Angstgefühl in mir breitmachen zu lassen. Auch Wut zuzulassen – und ich merkte plötzlich, dass es eine Befreiung war, wenn ich auch diese Gefühle herausließ, und die Angst keinen Angriffspunkt mehr hatte. Ich fühlte mich immer besser, immer stärker, konnte wieder gut in meinem Beruf Fuß fassen. Die Angstgefühle nahmen deutlich ab; ich stellte mich mit meinem Körper, meinen Gedanken, meinen Gefühlen gegen sie. Oft genügte mir dann nur noch ein intensives Durchatmen, und sie waren verschwunden. Schließlich waren sie nur noch wie ein Hauch, der mich kurz streifte.

Heute kenne ich sie nicht mehr, und ich fühle mich tatkräftiger, vitaler und freier als jemals zuvor in meinem Leben. Ich habe diese Krisenzeit in meinem Leben angenommen. Ich glaube, dass ich durch sie erst gelernt habe, mein Leben, mein Sein mehr auszuschöpfen, als es vielleicht je anders geschehen wäre.«

Erkennen Sie sich in diesem Beispiel wieder? Oder kennen Sie einzelne Facetten davon? Dann ist es gut, dass Sie sich entschieden haben, Ihren Ängsten ins Auge zu sehen. Auch Sie können an den Punkt gelangen, an dem Frau N. angekommen ist. Ehe ich Sie dorthin geleite, wollen wir uns jedoch zunächst allgemein mit dem Thema Angst befassen.

Wie zeigt sich Angst?

Wenn wir uns vor Augen führen, was über Angst geschrieben wird, so finden wir in diesem Zusammenhang verschiedene Begriffe, z.B. Furcht, Angst, Phobie, Panikattacken.

Furcht kennzeichnet das Gefühl, das eine eindeutige konkrete Bedrohung begleitet. Furcht kann zu Kampf, Flucht oder Apathie führen. Die Furcht zeigt an, dass sich ein Individuum einer aktuellen Bedrohung bewusst ist, und dass es reagiert, um sich zu schützen.

Angst ist ein unangenehmer Gefühlszustand; sie wird durch eine vage oder unklare Bedrohung ausgelöst und wird begleitet von körperlichen Reaktionen, die auftreten, wenn Furcht ausgelöst wird.

Phobie ist die Furcht vor Gegenständen oder Ideen, die im Allgemeinen keine Furcht erzeugen. Der Betreffende weiß, dass die Furcht lächerlich ist, kann sie aber nicht überwinden. Er hat das Bedürfnis, den Gegenstand oder die Situation zu meiden. Je näher er an die Situation oder den Gegenstand kommt, desto stärker wird die Furcht. Je weiter er entfernt ist, desto weniger Furcht hat er. Der Betroffene kann durch Vermeidungsverhalten relativ angstfrei leben, da der Gegenstand meist konkret und eng umgrenzt ist.

Panikattacken Darunter versteht man wiederkehrende Angstattacken, die mit körperlichen Symptomen wie Herzklopfen, Brustschmerzen, Erstickungsgefühlen, Schwindel und Entfremdungsgefühlen einhergehen.

Da Sie als Betroffener am ehesten wissen, was Sie als Angst bezeichnen, und wie sich Ihre Angst anfühlt, ist es kaum wichtig, sich hier in theoretischen Unterscheidungen auszulassen. Auf unterschiedliche Diagnosen werden wir später noch einmal zu sprechen kommen. Ich möchte mich jetzt darauf konzentrieren, wie sich Angst bemerkbar macht:

Veränderungen im Körper

Angst ist ein Gefühl, das wir in unserem Körper verspüren. Die körperlichen Symptome werden durch das vegetative Nervensystem ausgelöst. Die Hände werden feucht, der Blutdruck steigt, Atem und Herz werden beschleunigt, die Hautdurchblutung verändert sich, es kommt zu Zittern, Schweißausbrüchen, Stechen und Hämmern in der Brust, einem Druck in der Magengegend. Die Muskeln spannen sich an, wir fühlen uns wie gefesselt, ringen nach Luft, bekommen weiche Knie, der Boden scheint sich unter unseren Füßen zu bewegen, wir haben Schwindelgefühle, das Gefühl einer drohenden Ohnmacht und Übelkeit. Wir spüren ein »Klingeln« im Ohr, Pochen in den Adern, Zähneknirschen, Schleier vor den Augen, »zu Berge stehende Haare«, Spannungskopfschmerzen, Schluckbeschwerden, häufigen und starken Drang zum Wasserlassen, bekommen Durchfall, unser sexuelles Interesse lässt nach. Wir werden müde und fühlen uns den Tränen nahe, haben eine zittrige Stimme, empfinden Lichtblitze, haben den Impuls, mit den Fingern zu trom-

meln usw. Jeder von uns hat natürlich nicht alle körperlichen Symptome, die ich hier aufgezählt habe. Jeder verspürt nur bestimmte Symptome und je nach Stärke der
Angst in einem bestimmten Ausmaß.

Veränderungen in den Gefühlen

Wir fühlen uns angespannt und leicht reizbar. Wir weinen,
sind z. T. auch depressiv.

Veränderungen in den Gedanken

Wir können uns nicht konzentrieren und uns nichts merken. Manchmal haben wir Alpträume. Unsere Gedanken
kreisen um die Gefahr, wir grübeln permanent. Folgende
Gedanken treten häufig auf: »Es wäre schrecklich, wenn
ich umfalle, abstürze, im Aufzug stecken bleibe, einem
Hund begegne, durch die Prüfung falle, abgelehnt werde…«, »Ich werde verrückt«, »Ich kann es nicht aushalten,
wenn andere meine Angst bemerken«, »Bestimmt wird
etwas Schlimmes passieren«.

Veränderungen im Verhalten

Wir können nicht einschlafen, wachen häufiger oder zu
früh auf, meiden Situationen oder flüchten plötzlich aus
Situationen, weil wir es nicht mehr »aushalten« können.
Wir laufen ruhelos umher, stürzen uns in hektische Be-
triebsamkeit oder sind permanent erschöpft und wie gelähmt. Vielleicht können wir nur noch in Begleitung auf
die Straße oder Auto fahren. Vielleicht ziehen wir uns von

der Umwelt zurück, haben uns zwanghafte Rituale zugelegt, um die Unruhe zu besiegen, trinken, essen zu viel oder nehmen Tabletten. Angstgefühle treten in unterschiedlicher Stärke und in unterschiedlichen Situationen auf. Wir unterscheiden akute und chronische Angst.

Akute Angst

Die Angst entsteht innerhalb weniger Tage. Sie schwankt dann in der Stärke, ist jedoch nie völlig weg. Die Angst überfällt den Betroffenen plötzlich und behindert ihn häufig vollkommen. Die Anfälle dauern zwischen wenigen Minuten und einigen Stunden. Die Angstanfälle können mehr als einmal pro Woche ein bis zwei Mal pro Monat auftreten. Thema der Angst ist meist Furcht vor einem körperlichen Unglück oder einer »zwischenmenschlichen Katastrophe«.

Chronische Angst

Die Angst entwickelt sich langsam und schleichend. Themen der chronischen Angst sind häufig Angst vor Kritik und Ablehnung und Angst zu versagen.

Grundsätzliche Reaktionstypen in Belastungssituationen

Wir haben festgestellt, dass sich Angst in den verschiedensten Körperfunktionen niederschlägt. Viele Menschen erleben nur körperliche Beschwerden und kommen gar nicht auf die Idee, ihren Zustand mit Angst in Verbindung zu bringen. Wird der Körper alarmiert und wir stehen vor einer Situation, die wir als gefährlich einschätzen, laufen die o.g. körperlichen Veränderungen ab. Geben wir dem Körper Entwarnung, läuft die körperliche Veränderung in entgegengesetzter Richtung. Unser Körper ist so angelegt, dass er nach der Anspannung wieder in den Entspannungszustand gelangt.

Diese automatische Anpassung des Körpers an die Anforderungen aus der Umwelt funktioniert allerdings nur, solange die Anforderungen und Belastungen nicht zu groß sind. Problematisch wird es, wenn außergewöhnliche Belastungen eintreten, länger anhalten oder wir unserem Körper permanent Alarmsignale geben, wo äußerlich keine Belastung vorliegt. Dann entsteht ein Missverhältnis zwischen Anspannung und Entspannung. Der Körper befindet sich dann meist entweder in einer übermäßigen Anspannung (bereit zu Kampf oder Flucht) oder in einem Schwächezustand (Erschöpfung) oder erhöhter Schreckbereitschaft. Früher oder später kommt es zu einer Überforderung einzelner Organe. Das kann zu Störungen des Befindens oder zu sogenannten psychosomatischen Krankheiten führen.

Bei permanenten oder sehr großen Belastungen gibt es zwei grundsätzliche Reaktionsweisen, die aufgrund einer vegetativen Fehlsteuerung entstehen:

a) Schreckreaktion oder Schockhaltung
b) Kampf- oder Fluchtreaktion

Die Schreckreaktion

In Belastungssituationen ist der Betreffende wie »ge-schockt«, passiv, gelähmt und hilflos. Er kann nicht über Problemlösungen nachdenken. Sein Kreislauf versagt, der Blutdruck sinkt, er kann ohnmächtig werden, ihm wird übel, es kommt zu Durchfällen oder Verstopfung, Atem-not, Erröten und Weinausbrüchen. An körperlichen Ver-änderungen spürt er ein Schwindelgefühl, Angst, ohn-mächtig zu werden, zittrige Knie und Erstickungsgefühle. Kennzeichen der Schreckreaktion ist die Hab-acht-Stel-lung.

Wenn der Betroffene sich über längere Zeit hilflos und bedroht fühlt, kommt es zu einer chronischen Schreckre-aktion. Körperlich schlägt sich das häufig nieder in Be-schwerden, die seelische Ursachen haben wie z. B. Asthma und Verdauungsstörungen oder einem Magengeschwür.

Die Kampf- oder Fluchtreaktion

In Belastungssituationen ist der Betreffende überaktiviert, gehetzt, aggressiv, bereit zu Kampf oder Flucht. Er be-kommt Herzklopfen, atmet schneller, der Blutdruck steigt, die Muskeln spannen sich an, der Appetit nimmt ab, es kommt zu Verstopfung. Er versucht, das Problem aktiv zu lösen, oder zieht sich aus der belastenden Situation zu-rück. Er empfindet die körperlichen Veränderungen als Herzrasen, Beklemmung und Atemnot. Kennzeichen der Kampf- oder Fluchtreaktion ist das Ständig-auf-dem-Sprung-Sein. Es kann zu Beschwerden wie z. B. Span-nungskopfschmerzen oder nervösen Herzbeschwerden kommen.

Bei jedem Einzelnen von uns überwiegt meist die eine oder andere Reaktionsweise. Diese uns eigenen Reaktionen (Kampf/Flucht/Schreckreaktion) können in verschiedenen Lebensbereichen unterschiedlich sein oder sich in einem Bereich bei ständig wachsender Bedrohung ändern, d. h., dass wir z. B. zunächst mit einer Kampfreaktion reagieren und dann nach einer Weile in die Schreckreaktion verfallen.

Warum gibt es so etwas wie Angst?

Wir alle kommen mit der Fähigkeit zur Welt, Angst zu empfinden. Diese Fähigkeit ist absolut notwendig. Angst wirkt wie ein Alarmsystem in unserem Körper, das uns bei Gefahr bereit macht zu Kampf, Flucht oder Stillstand.

Für unsere Vorfahren gab es drei Strategien zum Überleben: »Nichts wie weg« (Flucht), »Draufschlagen, den Gegner aus dem Revier vertreiben« (Kampf) und »Ducken und ruhig bleiben, bis der Feind weg ist« (Schrecken). Dazu benötigten sie körperliche Veränderungen. Tiere verspüren bei Gefahr dieselben körperlichen Reaktionen wie wir Menschen: Muskelanspannung, Atem- und Herzschlagbeschleunigung usw. Sie benötigen diese Reaktionen, um sich zu verteidigen, zu flüchten oder sich tot zu stellen.

Angst als solche ist eine durchaus sinnvolle menschliche Reaktion, die uns beim Überleben helfen kann, wenn wir in Gefahr sind. Befinden wir uns in Lebensgefahr, ist ein mittleres Ausmaß an Angst sinnvoll, denn Angst unterstützt die Leistungsfähigkeit des Menschen, indem sie Wachheit und Vorsicht und sämtliche Funktionen unseres Körpers aufs Höchste steigert.

Angst kann uns also helfen, in gefährlichen Situationen angemessen zu reagieren. Aber, und jetzt kommt ein großes ABER, unser Alarmsystem funktioniert nicht immer richtig. Wir bekommen manchmal Angst, wo wir überhaupt nichts zu unserer Verteidigung tun können, weil die Gefahr in der Zukunft liegt und vielleicht nie eintreffen wird. Manchmal bekommen wir auch Angst, wo überhaupt keine Gefahr für unser Leben besteht. Oder aber unsere Angst steigert sich bis zur Panik, sodass wir keinen klaren Gedanken mehr fassen und nicht mehr der Situation angemessen reagieren können. Um das zu verstehen, müssen wir uns anschauen, wie unsere Gefühle entstehen.

2. Die wahre Ursache für unsere Gefühle

Wir alle werden geboren mit der Fähigkeit, jedes Gefühl zu empfinden. Mag sein, dass es einen Unterschied zwischen den Menschen gibt, wie schnell wir ein bestimmtes Gefühl empfinden, aber die Fähigkeit besitzen wir alle gleichermaßen. Außer ein paar angeborenen Reaktionsweisen haben wir bei unserer Geburt noch keinerlei Einschränkungen, noch keine Erwartungen, Fehleinschätzungen und schlechten Erfahrungen. Wir brauchen etwas zu trinken, zu essen, Pflege und die Zuwendung der Eltern. Hauptsächlich durch die Eltern werden unsere ersten Gefühle ausgelöst und befriedigt. Wir lernen, wann die Eltern positiv und wann sie negativ reagieren, wann sie uns loben, streicheln, ignorieren, mit uns lachen oder schimpfen.

Wie unser Denken und unsere Gefühle zusammenhängen

Durch die Eltern lernen wir, was gut und schlecht für uns ist, was man tun darf und was nicht. Wenn wir unsere Sprache entwickeln, lernen wir, unser Verhalten und unsere Gefühle zu bewerten. Wir lernen, unser Verhalten als gut oder schlecht, richtig oder falsch, gefährlich oder ungefährlich einzuschätzen. Wir lernen, dass es wichtig ist, nicht auf der Straße zu spielen, was die Nachbarn denken, Zähne zu putzen, in die Kirche zu gehen, nicht laut zu schreien, andere Kinder nicht zu schlagen, das Messer nicht mit der Zunge abzulecken, nicht mit Fremden mitzugehen usw. Unsere Eltern helfen uns beim Erlernen dieser Verhaltensweisen, indem sie mit Lob, Tadel, Bestrafung, Nichtbeachtung reagieren. Sie schimpfen z.B. so lange mit uns, bis wir ein bestimmtes Verhalten als unerwünscht bewerten und nicht mehr zeigen. So werden wir z.B. nicht damit geboren, auf Schmutz mit Ekelgefühlen zu reagieren. Wenn uns unsere Eltern aber lange genug dafür bestrafen, dass wir im Schmutz spielen, entwickeln wir schließlich ein Gefühl des Ekels. Sind die Bewertungen einmal in unserem Kopf, d.h., wir denken alleine für uns selbst, was die Eltern bislang laut geäußert haben, nämlich, dass Schmutz eklig ist und vermieden werden sollte, entwickeln wir auch die dazugehörigen Gefühle. Wir denken beim Anblick von Schmutz: »Das ist eklig, meide es«, und fühlen Ekel. Ja, dieses Denken ist uns schließlich gar nicht mehr bewusst. Es genügt der Anblick von Schmutz und wir ekeln uns. Dann ist es schwierig, uns entgegengesetzt unserer Bewertung zu verhalten, d.h. lustvoll im Schmutz zu spielen. Aber wir können es wieder erlernen.

Diese Bewertungen, was gut und schlecht ist, sind an den Maßstäben und der Lebensphilosophie unserer Eltern orientiert. Was sie in ihrer Erziehung gelernt haben und was für sie im Leben funktionierte, geben sie uns weiter. Wir übernehmen es ungeprüft, weil wir nur dann von unseren Eltern anerkannt werden, wenn wir ihren Regeln folgen, und weil uns die Fähigkeit und Reife zur Überprüfung der Regeln fehlt. So lernen wir unsere Maßstäbe bezüglich Pünktlichkeit, Ordentlichkeit, Sexualität, Durchsetzen von Bedürfnissen, Ausdrücken von Gefühlen (Ärger, Angst, Trauer), Bedeutung der Anerkennung von anderen, gegenüber Fehlern und Leistung, Reichtum etc. Später sind uns diese Bewertungen nicht mehr bewusst, aber wir reagieren gefühlsmäßig. Was gegen unsere Normen und Maßstäbe verstößt, fühlt sich »falsch« und »unrichtig« an. Verstoßen wir dennoch gegen unsere inneren Normen, empfinden wir Schuldgefühle und ein schlechtes Gewissen.

In jedem bewussten Augenblick unseres Lebens bewerten wir die Ereignisse um uns herum und uns selbst. Wir führen ein inneres Selbstgespräch. Es läuft so automatisch, dass es uns nicht oder nur noch selten bewusst ist.

Es gibt keinerlei Sinneswahrnehmungen, ohne dass unser Gehirn nicht eine Bewertung vornimmt. Das ist sinnvoll, denn unser Leben hängt davon ab, dass wir in jedem Augenblick wissen, ob wir uns in Gefahr befinden oder nicht. Unsere Bewertungen sind also erlernt. Sie setzen sich zusammen aus eigenen unmittelbaren Erfahrungen und aus dem, was wir von unserer Umwelt direkt vermittelt bekommen oder gelesen haben.

In den Bewertungen ist auch enthalten, was wir aus dem Verhalten anderer gefolgert haben. Haben wir z. B. bei unseren Eltern beobachtet, dass diese sich nicht trauten, auf einen Hochsitz zu klettern, so haben wir möglicherweise als Kind daraus gefolgert, »auf einen Hochsitz zu klettern sei gefährlich«. Hatten unsere Eltern große Angst vor Ansteckung und Krankheiten, haben wir diese

Einstellung möglicherweise auch übernommen. Eine Klientin berichtete mir z. B., dass ihre Eltern und sie bei Gewitter auf den Boden knien und beten mussten, bis das Gewitter vorüber war. Die Klientin betet heute nicht mehr, hat aber immer noch starke Angst vor Gewitter.

In einem frühen Stadium der Entwicklung sind uns manche Einstellungen und Bewertungen noch bewusst, doch dann werden sie automatisch. Wir reagieren dann scheinbar wie Roboter. Wir brauchen nur in eine bestimmte Situation zu geraten oder sogar nur an sie zu denken und automatisch, ohne nachzudenken, entsteht das entsprechende Gefühl. Es ist eine Gewohnheit geworden, so zu reagieren. Aber wir haben in Wirklichkeit gelernt, auf eine bestimmte Weise zu reagieren, die Situation kann nichts in uns an Gefühlen auslösen, wofür wir nicht die passenden Gedanken haben.

Ausnahme hierfür sind bestimmte Reflexe und der körperliche Schmerz. Körperlicher Schmerz wird ausgelöst, gleichgültig, was wir denken. Aber schon wie stark wir Schmerz empfinden, hängt wieder von unseren Bewertungen und Gedanken ab. Konzentrieren wir uns beispielsweise stark auf den Schmerz oder wehren wir uns gegen den Schmerz, wird er stärker werden.

Ein gutes Beispiel dafür, wie wir uns scheinbar automatisch, ohne zu denken, verhalten, ist das Autofahren. Erinnern Sie sich zurück: War es nicht zu Beginn so, dass Sie vor lauter Anspannung kaum die Hinweisschilder auf der Straße wahrnahmen? Sie mussten sich beständig Anweisung geben: »Jetzt kuppeln, schalten ...«. Sie konnten sich auf nichts anderes konzentrieren als auf Ihre Selbstanweisungen und hatten starke Angst. Sie dachten

»Hoffentlich mache ich alles richtig« und überschätzten die Gefahren eines herannahenden Autos beim Überholmanöver.

Und heute? Das Fahren geht, solange sich nichts Ungewohntes auf der Straße ereignet, höchstwahrscheinlich automatisch. Sie sind ruhig, und dennoch müssen Sie sich im Stillen Anweisungen geben, sonst könnten Sie nicht schalten, bremsen usw. Was Sie beim Autofahren anfangs als gefährlich einstuften, bewerten Sie mit Sicherheit jetzt nicht mehr als gefährlich. Ihre Anspannung taucht nur noch auf, wenn Sie in Gefahrensituationen sind oder eine ungewohnte Strecke fahren. Sie haben also sowohl Ihre Bewertung der Gefahren verändert, als auch die Fahranweisungen so oft wiederholt, dass sie automatisch ablaufen.

Die Bedeutung unserer Bewertungen

Wir haben also im Laufe unseres Lebens gelernt, Situationen und Menschen zu bewerten. Wir haben gelernt, die Meinung der Nachbarn als gefährlich anzusehen, ein Durchfallen durch die Prüfung als Katastrophe zu sehen, eine Spinne als eklig zu bewerten, das Fliegen mit dem Flugzeug als todbringende Falle einzuschätzen. Die Bewertungen laufen überwiegend automatisch ab. Generell und rein theoretisch gibt es für jede Situation drei Möglichkeiten, diese zu bewerten: positiv, negativ und neutral.

A Situation	A Situation	A Situation
↓	↓	↓
B Bewertung	**B Bewertung**	**B Bewertung**
positiv, gut, richtig	neutral, weder gut noch schlecht, keine Gefahr	negativ, Gefahr, schlimm
↓	↓	↓
C Gefühl	**C Gefühl**	**C Gefühl**
positiv, Freude, Liebe	neutral, Ruhe, Zufriedenheit	negativ, Angst, Ärger, Depression
C Körperreaktion	**C Körperreaktion**	**C Körperreaktion**
angenehme Anspannung	Entspannung	Erregung, Unruhe, Anspannung

Wenn wir uns entschieden haben, etwas negativ zu bewerten, dann haben wir keine Wahlmöglichkeiten mehr, wie wir uns fühlen. Negative Bewertungen wie »gefährlich«, »schlimm«, »furchtbar«, »katastrophal«, »unerträglich«, führen unausweichlich zu negativen Gefühlen wie Angst, Wut, Depression. Positive Bewertungen wie »schön«, »angenehm«, »sympathisch« führen dagegen zu positiven Gefühlen wie Liebe, Freude. Neutrale Gefühle werden von uns meistens nicht direkt registriert. Wir bezeichnen diesen Zustand als normal. Wir fühlen uns ruhig und ausgeglichen, wenn wir uns neutrale Gedanken machen. Neutrale Gedanken sind in der Tendenz weder positiv noch negativ: »Das geht in Ordnung«, »Das klappt«, »Alles normal«, »Wie gewohnt«, sind beispielsweise solche Bewertungen. Erst wenn wir negative Bewertungen verändern, wie z. B. durch die zunehmende Übung beim Autofahren, können wir dadurch nach und nach unsere Gefühle verändern.

Lassen Sie uns noch ein Beispiel anschauen, welchen Einfluss unsere Bewertungen auf unsere Gefühle haben:

Die Situation (A): Der Ehemann ist abends um 23 Uhr noch nicht von der Arbeit zurück, kann sehr unterschiedlich erlebt werden.

Frau T. ist wütend (C). Sie denkt (B): »Mit mir kann er es ja machen. Der macht sich ein feines Leben und lässt seine Alte zu Hause sitzen. Dieser Schuft!« (negative Bewertung)

Frau K. ist nervös und ängstlich (C). Sie denkt (B): »Wo kann er bloß sein? Hoffentlich ist ihm nichts passiert.« (negative Bewertung)

Frau M. ist ruhig (C). Sie denkt (B): »Es ist spät. Mal sehen, wie er heute den Abend verbracht hat. Vielleicht hat er noch eine dringende Besprechung.« (neutrale Bewertung)

Frau J. ist glücklich (C). Sie denkt (B): »Endlich mal einen freien Abend, an dem ich mich so richtig um mich kümmern kann.« (positive Bewertung)

Frau K. ist depressiv (C). Sie denkt (B): »Alle anderen sind ihm wichtiger als ich. Niemand will mit mir zusammen sein. Vielleicht hat er sogar eine Freundin.« (negative Bewertung)

Die unterschiedlichen Reaktionsweisen der einzelnen Ehefrauen sind nur durch ihre unterschiedlichen Bewertungen der Situation erklärbar. Wie wir reagieren, ist nämlich abhängig von unseren grundsätzlichen Einstellungen, die wir uns im Laufe unseres Lebens zugelegt haben.

Unsere Einstellungen bestimmen unsere Gefühle und nicht die Situation. Die Situation löst nur die entsprechende Einstellung, die bereits in uns existiert, aus. Genauer werden wir uns damit im nächsten Abschnitt befassen. Ich sage meinen Klienten an dieser Stelle oft, dass ich froh bin, dass sie, wenn sie sich negative Gedanken machen, auch negativ fühlen. Wenn sie sich erzählen, dass etwas »gefährlich« und »eine Katastrophe« ist, dann müssen sie sich ängstlich und hilflos fühlen. Wäre es nicht so, würde das bedeuten, die Verbindung zwischen Gehirn und Körper funktioniert nicht richtig. Solange eine Logik zwischen Bewertung und Gefühl sichtbar wird, solange verstehbar ist, warum der Körper mit Angst reagiert, brauchen Sie sich keine Sorgen zu machen.

Dann können Sie durch eine Veränderung der Bewertung und des Verhaltens die Gefühle verändern.

Wie entsteht Angst?

Die meisten Menschen, die Angst haben, sind der Meinung, dass bestimmte Situationen, Menschen, Ereignisse ihre Angst verursachen. Sie glauben, keine Kontrolle über ihre Gefühle zu haben. Als einzige Lösung, mit ihrer Angst umzugehen, sehen sie demnach die generelle Meidung solcher Situationen oder die Betäubung ihrer Ängste mit Tabletten, Alkohol etc.

Wenn bestimmte Situationen tatsächlich unsere Ängste auslösen würden, ohne dass wir etwas dagegen tun könnten, bliebe in der Tat keine andere Möglichkeit, als ständig unter Angst zu leiden, sie zu meiden oder zu betäuben. Aber dem ist nicht so. Wie erklären wir uns sonst, dass viele Menschen in den Situationen, in denen wir Angst bekommen, ganz ruhig bleiben? Wie erklären wir uns sonst, dass wir auch schon Ängste vor bestimmten Situationen überwunden haben, etwa vor dem Autofahren, vor dem Zahnarzt oder einer Prüfung, vor dem Nikolaus oder vor Gespenstern?

Es muss eine Erklärung geben, warum Ängste in so unterschiedlichen Situationen auftauchen. Es gibt kaum eine Situation, vor der nicht irgendjemand auch Angst hätte, wenngleich es Situationen gibt, vor denen mehr Menschen Angst haben als vor anderen. Es gibt nur wenige Situationen, die von Natur aus Angst auslösend sind, z. B. die Reaktion auf plötzlich entstehende Geräusche oder plötzliche Ereignisse. Aber selbst an diese Situationen können wir uns mit der Zeit gewöhnen.

Eine mögliche Erklärung wäre, dass unsere Angst angeboren ist, dass es einfach »ängstliche« und »mutige« Menschen gibt. Würde diese Erklärung stimmen, hätten wir keine Chance, unsere Ängste abzubauen. Wären wir nun mal unter den unglücklichen »Angsthasen«, könnten wir uns nur bedauern oder damit abfinden. Gegen diese Erklärung spricht jedoch, dass wir auch schon vielen Situationen gegenüber unsere Angst überwunden haben, in der Kindheit z. B. vor dem Schwimmen, Laufen, Rad fahren, vor Prüfungen in der Schule etc.

Die Erklärung, dass bestimmte Situationen ohne unser Zutun einfach Angst auslösen, haben wir oben schon entkräftet, weil nämlich nicht alle Menschen in den jeweiligen Situationen Angst haben.

Bleibt also die Erklärung bestehen, dass wir unsere Ängste selbst erzeugen und am Leben erhalten. Diese Erklärung wurde in vielen wissenschaftlichen Untersuchungen bestätigt.

Die Ursache für unsere Ängste liegt in unserem Denken. Angst ist fast immer das Resultat davon, dass wir etwas als gefährlich für uns einschätzen. Angst entsteht wie jedes andere Gefühl, das wir kennen, nach dem ABC der Gefühle.

Das ABC der Gefühle

Mit *A* bezeichnen wir die Situation, die wir gerade erleben oder uns im Geiste ausmalen.

Mit *B* bezeichnen wir die Bewertung der Situation anhand unserer im Gehirn gespeicherten Erfahrungen als positiv, negativ oder neutral für uns.

Mit *C* bezeichnen wir unsere Gefühle, unsere körperlichen Reaktionen und unser Verhalten in der Situation.

Der Mensch funktioniert, außer wenn es sich um Reflexe oder angeborene Reaktionen handelt, die jeder Mensch zeigt, immer nach diesem Prinzip. Eine Handlung und eine Gefühlsreaktion erfolgen erst, nachdem dieser die Situation in der Auswirkung auf seine Person blitzschnell aufgrund eines Vergleichs mit seiner früheren Erfahrung und seinem angelesenen Wissen bewertet hat. Diese innere Bewertung oder anders ausgedrückt, dieses innere Selbstgespräch, ist uns meist nicht mehr bewusst, sondern erfolgt automatisch. Statt zu sagen »Die Situation macht mir Angst« müssen wir uns richtigerweise sagen »Ich mache mir Angst vor der Situation«. Lassen Sie uns nun ein Beispiel zum ABC der Gefühle anschauen.

Beispiel für ein ABC

Frau L. hat Angst, mit der Straßenbahn zu fahren. Sie ist während ihrer Schwangerschaft einmal in der Straßenbahn zusammengebrochen und seitdem nie mehr mit der Straßenbahn gefahren. Ihre Angstreaktion ist nach dem ABC der Gefühle folgendermaßen zu erklären:

A Situation:
Frau L. sieht die Straßenbahn.
B Bewertung:
Straßenbahn fahren ist gefährlich, da bin ich zusammengeklappt. Bestimmt klappe ich wieder zusammen, und alle anderen sehen, wie hilflos ich bin. Das kann ich nicht aushalten.
C Gefühle, Körperreaktionen und Verhalten:
Sie fühlt Angst, ihr wird heiß, sie fährt nicht mit der Straßenbahn. Die Angst verschwindet daraufhin.

Vor ihrem Zusammenbruch sah ihr ABC so aus:

A Situation:
Frau L. sieht die Straßenbahn.
B Bewertung:
Gut, dass die Straßenbahn kommt, das ist ein bequemes Fortbewegungsmittel. Straßenbahnfahren ist ungefährlich.
C Gefühle, Körperreaktionen und Verhalten:
Sie ist ruhig, locker und fährt mit der Straßenbahn.

Als sie noch keine Angst hatte, gab Frau L. ihrem Körper das Signal: »Es ist alles in Ordnung. Keine Gefahr.« Nach dem einmaligen Zusammenbruch hat sich ihre Bewertung verändert in: »Straßenbahnfahren bedeutet Lebensgefahr!«

Daraufhin reagierte ihr Körper mit Angst, und sie mied demzufolge die Gefahrensituation.

Dieses Beispiel zeigt, dass die Angst absolut normal und es verständlich ist, wenn Frau L. das Straßenbahnfahren in ihren Gedanken mit Lebensgefahr verknüpft.

Und das ist ein ganz wichtiger Gesichtspunkt für alle Menschen, die Angst haben: Die Angst ist, sofern keine körperliche Erkrankung vorliegt, *immer* nachvollziehbar, wenn man die Gedanken und Fantasien des Betroffenen kennt. Sie *müssen* ganz einfach Angst haben, wenn Sie etwas als gefährlich ansehen.

Was Klienten mit Angst von anderen Menschen unterscheidet, ist zunächst einmal die Einschätzung oder Bewertung von Situationen, und erst als zweites deren Angstgefühle und das Verhalten.

Das typische ABC von Angstklienten

A Situation oder *Vorstellung einer Situation:* eine Menschenansammlung, ein Hund, eine Katze, ein Vogel, eine Brücke, ein Tunnel, ein geschlossener Raum, eine Prüfung, die offene Straße, allein in der Wohnung, eine Todesanzeige, körperliche Symptome wie Herzstolpern oder Schwindel

B Bewertung der Situation: Gefahr, nicht zu überleben; Es wäre schrecklich, wenn …

C Gefühle: Angst
C körperliche Reaktion: Atemnot, Hände werden feucht, Herzstolpern, Anspannung, flaues Gefühl im Magen, Blutdruck steigt …
C Verhalten: Apathie, Flucht, Auseinandersetzung mit der Situation, Meidung

Wir können unser Gehirn mit einem Computer vergleichen. Alles, was wir einprogrammieren, setzt es um. Hat es ein falsches Programm eingespeichert bekommen, bewertet es etwas als gefährlich, was nicht gefährlich ist, gibt es falsche Signale an den Körper weiter. *Die Angst entsteht durch ungeeignete Programme in unserem Kopf.*

Wenn nun aber jeder, der Angst hat, sich die Angst selbst durch seine Bewertungen schafft, heißt das gleichzeitig, dass er sie auch überwinden kann. Denn solange Sie lernfähig sind und denken können – und das sind Sie, sonst hätten Sie sich dieses Buch nicht gekauft oder ausgeliehen –, können Sie lernen, umzudenken.

Das ABC der Gefühle ist der Schlüssel zu Ihrer Angst. Der Vergleich mit anderen Menschen hilft Ihnen nichts. Zum einen können Sie von deren äußerem gelassenen Verhalten nicht immer ableiten, dass diese auch innerlich ruhig sind. Zum anderen müssten Sie deren Bewertung kennen, um diese mit sich vergleichen zu können. Nur wenn diese das Gleiche wie Sie denken und dabei ruhig bleiben würden, wohingegen Sie ängstlich reagieren, könnten Sie folgern, dass mit Ihnen etwas nicht stimmt. Solange Sie »Gefahr« denken und ängstlich reagieren, stimmt alles. Ihr Körper reagiert normal, wenn Sie so negativ denken, wie Sie denken. Er muss alarmiert reagieren, weil Sie ihm Alarm gegeben haben. Warum Sie mit Alarmsignal reagieren und andere ihrem Körper keine Lebensgefahr melden, schauen wir uns noch an.

Vorsicht: Wenn Sie jetzt schon versuchen, Ihre eigenen Angst erzeugenden Gedanken herauszufinden, kann es passieren, dass Sie zunächst einmal keine solchen entdecken. Das ist ganz normal.

Wir sind nicht gewohnt, unseren Blick auf unsere Gedanken zu lenken, sondern konzentrieren uns eher auf unsere Gefühle. Und da wir nur auf unsere Gefühle schauen, entgeht uns die wahre Ursache für unsere Gefühle. Wir fühlen uns unseren Gefühlen ausgeliefert, sie scheinen uns plötzlich zu überfallen. Unsere Erklärung ist dann fälschlicherweise, dass sie durch bestimmte Situationen ausgelöst wurden. Deshalb meiden wir dann logischerweise diese Situationen.

Der Nachteil unseres Denkens

Die menschliche Fähigkeit, zu denken, hat uns nicht nur Vorteile gebracht. *Nachteil des Denkens ist, dass unser Denken nicht das wiedergeben muss, was wirklich passiert.* Unsere Gedanken sind frei, wie es so schön heißt. Das Tragische dabei ist, dass wir die Freiheit haben, falsch zu denken, aber dann in Kauf nehmen müssen, dass unser Körper einfach das umsetzt, was wir ihm als Bewertung oder Kommando geben. So reagiert unser Körper beispielsweise mit Alarmreaktionen auf eine Maus, wenn wir eine Maus für gefährlich halten, und in Wirklichkeit ist die

Maus überhaupt nicht lebensgefährlich. Oder aber wir haben in der Kindheit erlebt, dass wir z. B. nicht mit einer Brotschneidemaschine zurechtkamen (haben uns am Ende noch geschnitten), und als Erwachsene haben wir immer noch panische Angst davor. Das rührt daher, dass wir unsere als Kinder gemachte Schlussfolgerung »Brotschneidemaschine = Gefahr« nicht mehr überprüft und korrigiert haben. Als Erwachsene haben wir ja wahrlich mehr Fähigkeiten, mit diesen Dingen umzugehen, als Angst zu produzieren und sie zu vermeiden. Oder aber wir haben als Kind einmal Angst erlebt, als wir nachts aufwachten und die Eltern ausgegangen waren. Und als Erwachsene haben wir immer noch Angst, alleine in der Wohnung zu sein, weil wir die möglicherweise für ein Kind angebrachte Bewertung »Gefahr« als Erwachsene nie korrigiert haben, sondern stattdessen das Alleinsein vermeiden. Oder aber, wir wurden als Kind verspottet, als wir in der Schule ein Gedicht vortrugen, und meiden seitdem, ohne jemals diese Bewertung »Gefahr« zu überprüfen, jegliche Situation, in der wir eine Rede etc. halten sollen. So haben wir die Bewertung nie korrigieren und erleben können, dass es lediglich unangenehm ist, aber keine Lebensgefahr bedeutet, nicht bei jedem gut anzukommen. Unser Körper reagiert auf das Kommando Gefahr, ohne nochmals zu überprüfen, ob es wirklich eine Gefahr gibt. Unser Körper ist nur das ausführende Organ, das stur dem Kommando folgt, das unsere Befehlszentrale, unser Gehirn, ihm vorgibt.

Mit anderen Worten, unsere Angstreaktion bedeutet nicht unbedingt, dass wir uns in Lebensgefahr befinden. Unser Gefühl gibt nur das wieder, was wir denken. Es kommt also, wenn wir gut funktionieren wollen, darauf an, dass wir richtig und an den Tatsachen orientiert denken. *Wir müssen lernen, die Situation, unsere Fähigkeiten und die tatsächliche Gefahr angemessen einzuschätzen.*

Die meisten von uns leben heute nicht mehr in beständiger körperlicher Lebensgefahr, haben sich aber neue »Gefahren« geschaffen. Wir bewerten die Ablehnung und Kritik anderer, eine Prüfung, bestimmte Situationen wie Lift, Autofahren, Zahnarzt als gefährlich, wo objektiv keine Gefahr besteht oder die Gefahr unwahrscheinlich ist. Dann reagiert unser Körper wie der Körper eines Steinzeitmenschen: mit Muskelanspannung, Atembeschleunigung, Herzrasen etc. und macht uns bereit zu Kampf, Flucht oder zur Schreckreaktion. Da wir aber darüber hinaus noch gesellschaftliche Normen haben, dass Angst beispielsweise unmännlich ist, dass sie ein Zeichen von Schwäche ist, dass es verboten ist, sich durch Kampf abzureagieren, und Flucht auch nicht immer gestattet ist, reißen wir uns zusammen, verstecken die Angst und bleiben mit all der Anspannung im Innern zurück. Vielleicht reagieren wir uns durch Schimpfen ab oder indem wir etwas in die Ecke werfen oder die Tür knallen, aber das ist auch alles. Die Anspannung bleibt dann bestehen, und mit der Zeit gewinnen wir den Eindruck, verrückt zu werden oder zu platzen. Als andere Möglichkeit bleibt nur noch die Meidung, die uns langfristig sehr einschränkt.

In unserem Denken stecken enorme Freiheiten aber auch Gefahren für uns. *Wir können mittels unseres Denkens unsere Gefühle beeinflussen – unabhängig von der Situation.* Wir können unser Denken nutzen, um in einer Situation angemessen zu reagieren und unser Leben zu erhalten.

Wir können es aber auch benutzen, um uns mehr Ängste zu machen, als für unser Überleben notwendig sind. Wenn wir erst einmal zu der Bewertung einer Situation gekommen sind, dann reagiert unser Körper entsprechend. Meist betrachten wir eine einmal getroffene Bewertung und damit das Gefühl als richtig und überprüfen die Bewertung nicht mehr. So entstehen Reaktionsgewohnheiten, die scheinbar unsere Persönlichkeit ausmachen und unveränderbar sind. Wir beschreiben uns eben als einen »ängstlichen« Menschen, weil die Eltern auch so waren oder weil wir schon immer oder jahrelang so sind. Unsere körperlichen und seelischen Reaktionen sind somit ein Beleg für all die Erfahrungen, die wir jemals in unserem Leben gemacht haben. Viele sind sinnvoll, aber einige Reaktionen sind sozusagen noch auf der Ebene des Kleinkindes. Wir haben aus unserer damaligen kindlichen Perspektive eine Situation bewertet, uns Angst erzeugt und dann diese Situation gemieden. So konnten wir unsere Bewertung nie mehr überprüfen und möglicherweise korrigieren. Dies ist ein Teil der Aufgabe, die wir uns für dieses Buch vorgenommen haben: Suche nach den alten Bewertungen, Überprüfung der Bewertungen, ob sie heute noch angemessen sind, möglicherweise Korrektur der alten Bewertungen, und Aufbau neuen Verhaltens entsprechend der neuen Bewertung, sodass eine neue Gewohnheit entsteht.

3. Ein Überblick über die Ursachen der Angst

Wir können die Ursachen der Angst in drei große Bereiche einteilen:
– Angeborene Reaktionsweisen
– Erlernte Reaktionsweisen
– Sonstige Ursachen

Angeborene Reaktionsweisen

– Untersuchungen an Tieren lassen den Schluss zu, dass es wohl von Geburt an zwischen den Menschen einen Unterschied in der allgemeinen Angstbereitschaft gibt. Das konkrete Angstverhalten in bestimmten Situationen hingegen wird stark von der Umwelt beeinflusst. Menschen mit einer hohen allgemeinen Angstbereitschaft reagieren schneller mit Angst und lernen Gegenmaßnahmen für Angst auslösende Situationen langsamer, gewöhnen sich langsamer an neue oder veränderte Situationen. Dennoch kann jeder Mensch Einfluss auf die Häufigkeit und Intensität seiner Ängste nehmen.
– Menschen, die unter einer Panikstörung oder Platzangst leiden, wird häufig schneller schwindelig beim Aufstehen. Ihnen wird leichter übel, wenn sie in die Tiefe oder Höhe schauen oder in schwankenden Verkehrsmitteln fahren. Ihre Blutgefäße erweitern und ver-

engen sich besonders leicht. Diese Veränderungen sind jedoch nicht krankhaft.

– Es gibt angeborene Schreckreaktionen (die Angst vor lauten Geräuschen, Blitzen, vor Schmerz und plötzlicher Hilflosigkeit, Herunterfallen oder Stürzen) und solche, die sich im Laufe der Kindheit infolge der entstehenden Fantasie des Kindes entwickeln wie vor Objekten, Tieren und Fremden, vor der Dunkelheit und tiefem Wasser, vor Stürmen und vor dem Alleinsein. Normalerweise verschwinden diese Kindheitsängste von selbst, wenn die Furcht nicht durch eine negative Erfahrung oder fehlende Lernmöglichkeiten erhalten bleibt. Das Kind lernt, wie man sich vor Gefahren aus der natürlichen Umgebung schützt. In der Schule lernt es, die Furcht vor dem Übernatürlichen durch das Erlernen naturwissenschaftlicher Gesetze zu überwinden. Soziale Angst, Angst im Umgang mit anderen Menschen hat ihren Höhepunkt erst nach der Pubertät. Es gibt jedoch viele Menschen, die ihre Ängste mit ins Erwachsenenalter hinübernehmen. Kindliche Befürchtungen, über die der Betroffene nicht »hinausgewachsen« ist, lassen sich in drei Hauptkategorien einteilen:

a) Furcht vor von Menschen geschaffenen Dingen wie Furcht vor Fahrstühlen, lauten Maschinen, Sprengstoffen, Straßenverkehr, zusammenklappbaren Tischen und Stühlen und technischen Neuheiten, die kleine Kinder ängstigen.

b) Furcht vor natürlichen und übernatürlichen Ereignissen, die unverständlich und beunruhigend sind, wie

Gewitter, Feuer, Dunkelheit, Tod, Blitz, Sturm, sich hin und her bewegende Äste.

c) Furcht, die mit Menschen in Zusammenhang steht, wie beispielsweise die Furcht, körperlich angegriffen zu werden, die Furcht, jemanden ärgerlich zu machen oder selbst ärgerlich zu werden, die Furcht vor Ablehnung und Verspottung, die Furcht, verlassen zu werden.

Die Furcht der frühen Kindheit spiegelt gewöhnlich Furcht vor dem Tod oder körperlicher Verletzung wider – bezüglich des Kindes selbst oder nahestehender Personen. Die Furcht, die aus der Kindheit stammt und ins Erwachsenenalter fortdauert, bezieht sich meist auf die Gruppen a oder c.

Erlernte Reaktionsweisen

– Angst entsteht, wenn wir eine Situation als gefährlich erlebt haben (traumatisches Erlebnis) und uns diese Situation immer wieder ausmalen. Infolge des traumatischen Erlebnisses (beispielsweise eine schwere Operation, ein Sturz, ein Autounfall, der Tod eines nahen Angehörigen, eine plötzliche Übelkeit auf einem öffentlichen Platz, Erbrechen in der Straßenbahn, der Biss eines Hundes) verändern wir die Einschätzung der Gefährlichkeit einer Situation radikal. Wir halten jetzt Situationen für gefährlich, die uns vorher als harmlos erschienen sind. Wir rechnen beständig mit der Möglichkeit einer Wiederholung der Erfahrung, haben Angst vor einer erneuten Konfrontation und den damit verbundenen schmerzlichen Gefühlen. Auch Situationen, die dieser Situation ähnlich sind, in der wir schlechte Erfahrungen gemacht haben, können wir ebenso als gefährlich bewerten wie die ursprüngliche Situation. Die Angst weitet sich also aus.

Klienten meiner Praxis schilderten z.B. Ereignisse wie die folgenden, die dann eine vermehrte Angst bei ihnen auslösten:

Ursprünglich auslösendes Ereignis	Gefühle	Reize, die die Angst auslösen oder verschlimmern
Tod eines Verwandten	Furcht vor Krankheit und Todesanzeigen	Körperliche Beschwerden
Neue Stelle in fremder Stadt	Furcht, andere erkennen die Angst	Kontakt zu Menschen
Beförderung	Angst, zu versagen	An den Arbeitsplatz zu gehen
Ohnmacht am Arbeitsplatz	Furcht vor Ohnmacht in der Öffentlichkeit und Furcht, verrückt zu werden	Mit Menschen zusammen zu sein
Zeuge eines Unfalls	Furcht vor Unfall	Auto zu fahren, Straße zu überqueren
Sturz vom Sprungbrett	Höhenangst	Höhen
Biss durch einen Hund	Hundephobie	Gebell eines Hundes und Bilder von Hunden
Herzrasen oder Übelkeit in einer Stresssituation	Angst vor erneutem Herzrasen, Übelkeit, Angst, andere bemerken dies	Andere Menschen und körperliche Beschwerden

- Angst entsteht, wenn wir uns eine Situation als gefährlich vorstellen, obgleich wir sie noch nie erlebt haben. So haben viele Menschen Angst vor Krankheiten, einem Unfall, vor dem Verlust des Partners, vor einer neuen Stelle, vor dem Alter, vor dem Tod.
- Angst entsteht, wenn wir uns nicht körperlich bedroht fühlen, sondern glauben, unser Selbstwertgefühl, Prestige, unser Status seien bedroht. So haben viele Menschen Angst, um etwas zu bitten, eine schlechte Note zu erhalten, jemanden anzusprechen, weil sie abgelehnt werden könnten.
- Angst entsteht, wenn wir ein Problem haben, das wir als ausweglos einschätzen, und glauben, gefangen zu sein. Wir sitzen sozusagen in einer Falle. Beispielsweise hat eine Klientin vor mir starke Ängste entwickelt, weil sie nicht mehr mit ihrem Mann zusammenleben wollte, aber glaubte, mit drei kleinen Kindern auch nicht alleine zurechtkommen zu können. Eine andere Klientin wollte sich von ihrem Mann trennen, dieser drohte, sich umzubringen, wenn sie gehe, und sie wollte nicht schuld daran sein, und blieb.
- Angst entsteht dadurch, dass wir in der Kindheit unsere Eltern und Bezugspersonen beobachten und nachahmen. Waren unsere Eltern besonders ängstlich und leicht aus dem Gleichgewicht zu bringen, hatten wir gute Chancen, deren Bewertung von Situationen und damit deren Gefühlsreaktionen und Verhaltensweisen zu übernehmen. So erzählte mir beispielsweise ein Klient, dass seine Mutter immer krank vor Angst war, wenn er nur eine Minute später als abgesprochen zu Hause eintraf. Eine andere Klientin beschrieb, dass ihre

Mutter immer sofort mit ihr zum Arzt ging, wenn es ihr ein wenig schlecht war. Beide Klienten reagierten später mit ähnlichen Gefühls- und Verhaltensweisen.

- Haben uns unsere Eltern beim Auftreten einer Angst sofort aus dieser Situation genommen oder unsere Angst dramatisiert, dann konnten wir keine aktive Bewältigung der Angst erlernen. So lernten wir vielleicht, dass Angstgefühle etwas Schreckliches sind, das wir durch Flucht oder Vermeidung bekämpfen sollten oder nur mit Unterstützung anderer ertragen können. Wir müssen als Kinder die Möglichkeit haben, unsere Angst stufenweise ertragen zu lernen.

- Es konnte keine Anpassung oder Toleranz des Angstgefühls gelernt werden. Angst wurde in der Kindheit bagatellisiert, es wurde vom Angstgefühl abgelenkt, es vermieden oder unterdrückt. So konnte der sinnvolle Umgang mit Angst, d.h., mehr und mehr Angst schrittweise zu erleben und zu ertragen und angemessene Bewältigungsstrategien zu entwickeln, nicht gelernt werden.

Sonstige Ursachen

- Angstanfälle scheinen manchmal auch ohne vorhergehendes Lernen aufzutreten. Plötzlich, meist in einer Phase großer Anspannung, erfasst den Betreffenden eine schreckliche Angst, ohne dass er einen Grund dafür hat. Er verknüpft diesen Angstanfall dann mit bestimmten Merkmalen der Situation, in der er auftrat, meidet diese Situation, und die Angst bleibt dadurch bestehen. So könnte der erste Angstanfall z. B. in einer harmlosen Situation wie in einem Kaufhaus auftreten, weil man wegen Eheproblemen unter großem Stress steht. Ebenso können Konflikte am Arbeitsplatz, Überarbeitung, Erschöpfung nach einer schweren Erkrankung, der plötzliche Tod eines nahen Angehörigen dazu führen, dass eine Angstattacke ausgelöst wird.

– Chronische Überforderung, die den Körper in einen permanenten Alarmzustand versetzt, kann dazu führen, dass man schon auf geringfügige Anlässe sehr erregt reagiert. Nach einem schweren traumatischen Erlebnis kann die allgemeine Angstbereitschaft zunehmen.

– Körperliche Erkrankungen wie z. B. eine Schilddrüsenfehlfunktion, Mangel an Vitamin B1, Lebererkrankungen, Störungen im Kalziumhaushalt, eine Virusinfektion können Angstzustände auslösen. Ebenso kann niedriger Blutzucker oder niedriger Blutdruck zu körperlichen Schwindel- und Schwächeanfällen sowie Benommenheit führen, die Sie dann möglicherweise als gefährlich bewerten und dadurch Angst auslösen. Auch in Verbindung mit Hormonumstellungen in den Wechseljahren können Ängste auftreten. Deshalb ist es sinnvoll für Sie, sich von Ihrem Hausarzt bzw. einem Facharzt untersuchen zu lassen, bevor Sie sich daran machen, Ihre Ängste abzubauen.

– Medikamente wie z. B. Schilddrüsenpräparate, Antidepressiva, Antihistaminika, bestimmte Erkältungsmittel, Schlaftabletten, Herz-Kreislauf-Mittel, Beruhigungsmittel, und Drogen wie Alkohol, Koffein, Kokain oder

Halluzinogene können während der Einnahme oder nach dem Absetzen Ängste hervorrufen.

– Angstgefühle können auch in Verbindung mit Hirnschädigungen, Psychosen, Depressionen und Zwangsstörungen auftreten.

Für Sie ist es also wichtig, ich möchte es nochmals wiederholen, sich zunächst medizinisch durchchecken zu lassen, um körperliche Ursachen auszuschließen. Wenn Sie zu den Menschen gehören, die schon eine jahrelange Ärztetournee hinter sich haben, weil Sie Ihre körperlichen Beschwerden als Hinweis auf eine körperliche Erkrankung ansehen, dann sollten Sie den umgekehrten Weg gehen und sich an einen Psychotherapeuten wenden. Körper und Seele hängen zusammen. Körperliche Erkrankungen können von Ängsten begleitet sein und Ihnen als Anlass dienen, sich Angst zu machen. Die Psyche andererseits kann sich in körperlichen Beschwerden äußern.

Zusammenfassend können wir sagen: Der überwiegende Teil der Ängste entsteht, indem wir eine bestimmte Situation als bedrohlich, unmittelbar bevorstehend, äußerst wahrscheinlich und besonders verheerend einschätzen und unsere Fähigkeiten, mit der Gefahr umzugehen, als minimal ansehen. Wie wir die Situation und unsere Fähigkeiten einschätzen, haben wir in unserer Vergangenheit gelernt. Jetzt verspüren wir die Angst, ohne bewusst etwas zu denken.

4. Die Phasen des Umlernens

Kann man verlernen, was man schon lange denkt, fühlt oder tut? Ja, jeder, der sich bestimmte Einstellungen, Gefühlsreaktionen und Verhaltensweisen angewöhnt hat, kann diese auch wieder verlernen. Genauso wie Sie eine neue Sprache lernen können, obwohl Sie schon jahrzehntelang deutsch sprechen, können Sie auch Denk- und Verhaltensweisen sowie Gefühlsreaktionen umlernen.

Alles, was Sie tun müssen, um eine neue Sprache zu lernen, müssen Sie auch beim Umlernen von Denk-, Gefühls- und Verhaltensweisen tun. Beim Umlernen muss jeder Mensch fünf Phasen durchlaufen. Sie bleiben keinem erspart, der sich erst einmal etwas angewöhnt hat.

Phase 1: Intellektuelle Einsicht

Der erste und leichteste Schritt ist die intellektuelle Einsicht. Wir haben unsere alten Bewertungen überprüft und haben die Bewertung einer Situation korrigiert. Wir wissen nun theoretisch, wie wir anders denken und uns verhalten müssen. Wir bewerten die Situation nun so, wie es der Situation entspricht – weder übertrieben positiv noch übertrieben negativ. Wir bewerten die Situation aus der Sicht eines erwachsenen Menschen. Beim Erlernen von Fremdsprachen entspricht dies der Phase des Vokabellernens.

Phase 2: Übung

Wir denken unsere neuen Gedanken, die wir uns durch Überprüfung in Phase 1 erarbeitet haben, und verhalten uns gemäß unserer neuen Bewertung. Wir stellen uns im Geiste vor, wie wir uns gemäß unserer neuen Bewertung verhalten. Beim Sprachen-Lernen ist das die Phase, in der wir sprechen üben oder uns im Geiste vorstellen, mit jemandem in der neuen Sprache zu sprechen.

Phase 3: Widerspruch zwischen Kopf und Bauch

Diese Stufe ist die schwierigste Stufe. Wenn jemand seine Psychotherapie abbricht, dann meist an diesem Punkt. Der Betroffene denkt seine neuen Gedanken, bewertet die Situation entsprechend der Realität, verhält sich entsprechend seiner neuen Einstellung und hat dennoch sein altes negatives Gefühl. Er hat den Eindruck, sich zu belügen und sich nur etwas einzureden. Und er hat recht damit: Er redet sich etwas ein, was er bis jetzt anders gesehen hat. Aber der Begriff »einreden« hat den Beigeschmack von »etwas Falsches« einreden, und das ist nicht korrekt. Es ist ja gerade das Ziel, die Welt möglichst mit den Augen zu sehen, wie sie wirklich ist – also nicht übertrieben positiv und nicht übertrieben negativ. Der Eindruck, sich etwas einzureden, entsteht, weil wir uns zuvor etwas Falsches eingeredet haben, was wir jetzt korrigieren wollen. In dieser Phase muss also ein Widerspruch zwischen Kopf und Bauch auftreten. Nur dann ist ein Fortschritt gemacht und feststellbar. Nur Mut und Geduld. Unser Körper kann gar nicht anders, als mit der Zeit gemäß der neuen Bewertung zu reagieren. Wir müssen nur genügend häufig unsere neue Bewertung denken und uns danach verhalten, dann kommen wir zu Phase 4. Dafür kann ich Ihnen die Garantie geben, wenn Sie lernfähig sind und ohne Drogen an sich arbeiten. Ihr Körper wird sich mit Sicherheit umstellen. Wie schnell das geht, kann niemand vorhersagen. Das hängt von der Dauer der Gewohnheit und der Häufigkeit Ihres Übens ab. Aber es wird gelingen!

Beim Sprachen-Lernen erleben wir in dieser Phase, dass wir zwar die Redewendungen der neuen Sprache anwenden, aber den Eindruck haben, sie stimmten nicht und wir müssten es in Deutsch ausdrücken.

Phase 4: Kopf und Bauch stimmen überein

Jetzt sind Sie schon kurz vor dem Ziel. Langsam lassen Ihre alten Gefühle nach, und Ihr Körper reagiert stimmig zu Ihrer neuen Bewertung. Sie sind sich Ihrer neuen Gedanken noch bewusst. Beim Sprachen-Lernen haben Sie nun den Eindruck, die neue Sprache passt, und Sie können sich gut mit ihr ausdrücken. Sie sind sich aber noch bewusst, dass Sie die neue Sprache einsetzen.

Phase 5: Neue Gewohnheit

Der Kampf ist gewonnen. Sie denken automatisch die richtige Bewertung und verhalten und fühlen sich entsprechend. Eine neue Reaktionsgewohnheit ist entwickelt. Beim Sprachen-Lernen denken Sie nun auch in der neuen Sprache, ohne dass es Ihnen bewusst ist. (Manche Menschen träumen in Phase 5 sogar, dass sie in der neuen

Sprache sprechen. Ich habe in der Praxis die Beobachtung gemacht, dass sich die Träume von Klienten mit Ängsten auch um so angstfreier gestalten, je mehr sie im Alltag ihre Ängste überwunden haben).

Ein anderes Beispiel für den Umlernprozess ist der Erwerb neuer Essgewohnheiten. Angenommen Sie wollen lernen, den Kaffee in Zukunft ohne Zucker zu trinken, weil Zucker gesundheitsschädlich ist. Die erste Phase ›intellektuelle Einsicht‹ ist in dem Augenblick da, wenn Sie entscheiden zu denken: »Zucker ist schädlich. Ich möchte meinen Kaffee schwarz trinken.« Die zweite Phase ›Übung‹ beginnt mit dem Augenblick, in dem Sie sich Kaffee eingießen und sich daran erinnern, keinen Zucker einrühren zu wollen. Und da ereilt Sie schon die dritte Phase: Ihr Kopf sagt Ihnen »Zucker ist gesundheitsschädlich« und Ihr Körper will Ihnen weismachen, dass Kaffee ohne Zucker nicht schmecken kann. Wenn Sie auf Ihren Körper hören, nehmen Sie Zucker, und Sie werden nie lernen, Kaffee schwarz zu lieben. Sie verhalten sich dann entsprechend Ihrem alten Programm und Ihrer alten Gewohnheit. Wollen Sie Ihre alte Gewohnheit durchbrechen, müssen Sie das Gefühl Ihres Körpers ignorieren und dürfen keinen Zucker nehmen. Sie müssen sich entsprechend Ihrer neuen Einstellung »Zucker ist schädlich« verhalten und quasi so tun, als ob Sie diese Bewertung schon glauben. Wenn Sie das genügend oft tun, kommen Sie in die vierte Phase: Der Kaffee beginnt Ihnen schwarz zu schmecken. Die fünfte Phase ›neue Gewohnheit‹ kommt mit weiterer Übung. Wenn ich Ihnen dann eines Tages heimlich Zucker in den Kaffee rühre, werden Sie schließlich voller Ekel den »süßen Kaffee« zurückweisen. Dieses Umlernen kann ohne die Erkenntnis erfolgen, wann und warum Sie überhaupt begonnen haben, Kaffee mit Zucker zu lieben.

Um noch einmal auf das Beispiel des Autofahrens zurückzukommen: Wenn Sie gewartet hätten, bis die Angst verschwindet, bevor Sie sich das erste Mal ans Steuer gesetzt hätten, würden Sie auch heute noch darauf warten. Sie haben sich wahrscheinlich trotz alarmierender Gedanken, wie gefährlich das Autofahren sei, mit Angst und Unsicherheit an das Steuer gesetzt, weil Ihnen vor Augen schwebte, wie schön es ist, Auto zu fahren. Und schließlich war es auch schön – nach einer Weile!

Manchmal vergleiche ich das Umlernen mit folgendem Bild: Stellen Sie sich vor, in Ihrem Kopf sei ein tiefer, breiter Canyon, in dem Ihre alten eingefahrenen Programme enthalten sind. Mit jedem Mal, wo Sie sich entsprechend dem alten Programm verhalten, wird er tiefer und tiefer. Nun entscheiden Sie, das Wasser in ein neues Bett umzuleiten. Sie wollen eine neue Verhaltensweise erlernen. Sie müssen nun sehr stark überwachen, dass das Wasser nicht wieder den alten Weg nimmt. Auch wenn das neue Flussbett irgendwann einmal viel komfortabler und besser sein wird, im Augenblick ist das alte bequemer. Je häufiger Sie die neue Verhaltensweise zeigen und einüben, desto tiefer wird das neue Bett, desto einfacher können Sie das neue Verhalten abrufen. Irgendwann wird der neue Canyon genauso tief sein wie der alte, und noch ein wenig später noch tiefer. Dann reagieren Sie vollkommen automatisch und scheinbar ohne Kontrolle und Anstrengung mit Ihrer neuen Verhaltensweise. Bis dahin bleibt Ihnen, wenn Sie sich einen neuen Weg im Gehirn bahnen wollen, sich eine neue Reaktionsgewohnheit aneignen wollen, nichts anderes übrig, als täglich Schicht für Schicht, Steinchen für Steinchen im neuen Canyon abzutragen. So funktioniert der Mensch – leider nicht anders!

Sie können alles umlernen, was Sie sich angewöhnt haben, müssen aber eine Phase in Kauf nehmen, in der Sie in Widerspruch zu Ihren Gefühlen und zu Ihrer körperlichen Reaktion handeln müssen. Und das ist schwierig, weil wir gewöhnt sind, nach unseren Gefühlen zu handeln. Besonders schwierig ist es bei dem Gefühl Angst, weil Angst uns ja normalerweise vor einer Gefahr warnen soll. Und nun müssen wir gegen dieses ursprüngliche Signal von Gefahr handeln. Diese Phase wird aber mit Sicherheit vorübergehen, dafür kann ich meine Hand ins Feuer legen, wenn Sie sich nicht von Ihren Gefühlen abhalten lassen. Dann wird Ihr Gefühl wieder der Situation angemessen sein.

5. Der Kreislauf der Angst: Angst wegen der Angst

Die Tatsache, dass unsere Gefühle durch unsere Gedanken verursacht werden, hat noch eine weitere Auswirkung. Unser Körper folgt blindlings dem Befehl, den wir ihm durch unsere Gedanken geben. Vergleichbar ist das mit der Funktionsweise der Lunge. Die Lunge ist für die Verarbeitung der eingeatmeten Luft zuständig, gleichgültig, ob wir gute oder schlechte Luft einatmen. Der Körper hat kein Mitspracherecht. Haben wir dem Körper durch eine übertriebene negative Sichtweise angewöhnt, in einer bestimmten Situation hochalarmiert zu reagieren, dann kann Folgendes passieren. Wir sind uns keinerlei negativer Gedanken bewusst und spüren nur unsere körperlichen Reaktionen wie z. B. Herzrasen, Atemnot oder Anspannung. Aus unserer körperlichen Alarmreaktion folgern wir, dass eine Situation tatsächlich gefährlich sein muss, denn »sonst würden wir ja keine Angst haben«. Wir sehen die Angst als Warnung vor etwas Schrecklichem, das bald geschehen wird. Diese Vorstellung und die Angst erzeugen mehr Angst. Je ängstlicher wir werden, desto stärker werden die Symptome – weil wir uns zu sehr mit diesen Symptomen beschäftigen. Wir rechtfertigen unsere Gedanken damit, dass wir Angst haben. Wir sind in einem Kreislauf gefangen. Wir tun zunächst alles, um Angst zu bekommen, indem wir eine Situation als gefährlich einschätzen. Dann rechtfertigen wir unsere Bewertung »Gefahr« damit, dass wir ja Angst haben. »Und wir sind ja nicht verrückt und haben Angst, wenn es keinen Grund dafür gäbe!« Das ist ein Trugschluss! *Die Tatsache, dass wir Angst verspüren, bedeutet lediglich, dass wir uns Angst auslösende Gedanken gemacht haben.* Je mehr wir uns auf unsere Symptome konzentrieren, desto stärker werden sie. Manchmal bezeichne ich diesen Prozess auch als »Bauchdenken«: Wir folgern aus unserem körperlichen Gefühl, dass die Welt so sein muss, wie wir uns fühlen. Fühlen wir uns minderwertig, sind wir auch minderwertig. Fühlen wir uns hässlich, sind wir auch hässlich. Kopfdenken prüft im Gegensatz dazu alle Wahrnehmungen und sucht nach Beweisen.

Ein General wurde einmal gefragt, ob er vor seinen Schlachten Angst habe. Er antwortete: »Natürlich habe ich Angst, aber ich habe sie nie um Rat gefragt und habe nie auf sie gehört.«

Damit Sie diese Gedankenkette ganz klar vor Augen haben, möchte ich sie hier nochmals in einem Schaubild darstellen.

Grafische Darstellung des Ablaufes Angst wegen der Angst

Situation
↓
Mehr oder weniger bewusste Bewertung:
Die Situation ist gefährlich.
↓
Angst und körperliche Beschwerden
↓

Wahrnehmung des Gefühls und
der körperlichen Beschwerden
↓
Bewertung des Gefühls und der
körperlichen Beschwerden:
Wenn ich so starke Angst habe,
muss die Situation
gefährlich sein.
↓
Angst und körperliche Beschwerden

6. Angst und ihre Berechtigung

Wir haben gesagt, dass Angst meist entsteht, wenn wir etwas als gefährlich für uns bewerten. Da es tatsächlich Gefahren hier auf der Welt gibt, müssen wir uns richtigerweise fragen, wann ist es sinnvoll, etwas als gefährlich zu bewerten, und wann nicht? Und wann ist es sinnvoll, sich über Gefahren zu sorgen, und wann nicht? Wann ist Angst also sinnvoll und wann nicht?

Gibt es gesunde Angst?

Das ist eine schwierige Frage, die man nicht allgemeingültig beantworten kann. Dabei hilft uns auch nicht die Frage weiter, wann Angst normal ist. Wenn wir von normaler Angst sprechen, meinen wir gewöhnlich damit, dass in dieser Situation die meisten Menschen Angst haben. Dass andere Menschen dort auch Angst haben, ist jedoch kein Hinweis auf eine gesunde Angst, denn es bedeutet lediglich, diese Menschen bewerten alle die Situation als »Gefahr«. *Angst ist eine individuelle Entscheidung. Jeder muss sich selbst fragen, inwieweit er in bestimmten Situationen Angst haben möchte.*

Angst ist dann angemessen, wenn sie uns so stark alarmiert und leistungsfähig macht, wie wir es benötigen, um uns in der Situation angemessen zu verhalten.

Wenn die Angst zu schwach ist, werden wir zu wenig alarmiert und leistungsfähig gemacht. Ist sie zu stark, werden wir in Panik versetzt und können ebenfalls nicht angemessen reagieren. Ein mittleres Erregungsniveau führt zur optimalen Leistungsfähigkeit. Dann sind wir wachsam, und uns fallen sinnvolle Lösungsstrategien für die Situation ein.

Wenn wir uns vor Situationen fürchten, die nicht mit einer echten Gefahr verbunden sind, wie z. B. vor einer Spinne oder einem Vogel, ist die Angst sinnlos. Wir können uns aber dennoch entscheiden, mit einer »sinnlosen« Angst zu leben. Solange es sich um Ängste handelt, die selten im Alltag vorkommen und unser Leben nicht stark einengen, müssen wir sie nicht unbedingt überwinden. Wenn wir uns vor Situationen fürchten, die mit einer echten Gefahr verbunden sind, die jedoch unwahrscheinlich ist (Flugzeugabsturz, Feuer), ist es ebenfalls nicht sinnvoll, sich zu ängstigen. Fürchten wir uns vor Situationen, die mit Gefahren verbunden sind, die wir nicht steuern und kontrollieren können (Tod, Alter, schwere Krankheit), liegt es an uns, zu überlegen, ob wir uns schon im Vorab Ängste erzeugen wollen. Ich persönlich gehe davon aus, dass die Angst sinnvoll ist, wenn sie mich zu Verhaltensweisen zwingt, die mir echte wahrscheinliche Gefahren vermeiden helfen. Wenn ich nichts tun kann, um eine mögliche Gefahr zu vermeiden, hat die Angst ihre Aufgabe verloren. Dann muss ich persönlich genauso hart wie Sie daran arbeiten, die Angst in den Griff zu bekommen. (Ich erlebe in meiner Praxis immer wieder, dass meine Klienten davon ausgehen: Ein Therapeut hat keine Ängste. Das stimmt nicht. Alles, was der Therapeut an Vorsprung zu seinen Klienten hat, ist das Wissen um die Strategien der Angstbekämpfung. Seine alten Programme und Einstellungen sind jedoch entstanden, bevor er Psychologie studierte. Deshalb bleibt auch ihm die Arbeit an sich nicht erspart.) Wenn die Angst uns Fesseln anlegt und unser Leben einengt, uns krank macht und die Lebensfreude nimmt, ist es ratsam, dass wir etwas dagegen tun. Wenn die Angst uns daran hindert, unsere Ziele zu erreichen und der Mensch zu sein, der wir sein möchten, ist es empfehlenswert, dass wir etwas dagegen unternehmen. Wir können und müssen selbst entscheiden, wann wir Angst als sinnvoll betrachten und wann nicht.

Ist es sinnvoll, nie mehr Angst haben zu wollen?

Wenngleich uns die Vorstellung, nie mehr Angst haben zu müssen, zunächst als sehr attraktiv erscheint, ist dies doch kein erstrebenswertes und auch kein realistisches Ziel. Ein gewisses Maß an Angst, insbesondere vor unbekannten Situationen, ist angemessen. Es erhöht unsere Aufmerksamkeit. Ziel ist es nicht, angstfrei zu sein, sondern zu lernen,
- die sinnlose Angst vor nicht existierenden Gefahren zu überwinden,
- die Angst vor unwahrscheinlichen Gefahren zu überwinden,
- die Angst vor unkontrollierbaren tatsächlichen Gefahren zu überwinden,

– die Angst vor wirklichen, wahrscheinlichen Gefahren als Hinweis zur Suche nach Lösungen zu nehmen und nicht von der Angst überwältigt zu sein.

Ziel ist es, solche Ängste zu überwinden, die uns an der Verwirklichung unserer Ziele hindern und uns schaden, und den Umgang mit solchen Ängsten zu lernen, die uns alarmieren und zur Wachsamkeit vor tatsächlichen Gefahren rufen.

Kriterien, wann Angst sinnvoll ist

Angst entsteht meist durch unsere Bewertung – so weit waren wir uns einig. Um herauszufinden, ob Ihre Angst für Sie sinnvoll ist, müssen Sie sich demnach Ihre Bewertungen genau anschauen. Menschen haben in den Situationen, in denen sie Angst verspüren, ganz charakteristische Denkmuster. Ihre Gedanken und Vorstellungen kreisen immer um Gefahr und mögliche Katastrophen. Sie verzerren die Realität, interpretieren Situationen und Ereignisse falsch, verallgemeinern einmal gemachte Erfahrungen, übertreiben Vorhersagen für die Zukunft und ziehen willkürliche Schlüsse aus ihren Erfahrungen. Sie sehen Katastrophen, wo in Wirklichkeit überhaupt keine oder nur geringe Gefahr besteht, überschätzen also Gefahren. Mit der Zeit bewerten sie immer mehr Situationen als gefährlich. Sie beschäftigen sich übermäßig mit ihrem Gefühlszustand und ihren körperlichen Reaktionen. Im Gegenzug dazu unterschätzen sie ihre eigenen Fähigkeiten, mit Problemen umzugehen und in Situationen zu bestehen. Sie wollen Sicherheiten, wo es keine geben kann. Sie meiden Situationen, ohne überprüft zu haben, ob sie gefährlich sind. Ängstliche Menschen besitzen sozusagen eine überempfindliche »Alarmanlage«, die ständig vor möglichen Gefahren warnt. Sie leben in einer ständigen Hab-acht-Stellung, fast jeder Reiz bringt sie zum Auslösen des »Fehlalarms«.

Es gibt keine festgelegten Kriterien, wann Angst sinnvoll ist und wann nicht. Es gibt jedoch sechs hilfreiche Fragen, die jeder für sich selbst beantworten kann und die ich Ihnen im Folgenden vorstellen möchte.

Sechs Fragen zur Prüfung, ob Ihre Angst sinnvoll ist

Frage 1

Entspricht es *den Tatsachen, dass das, was Sie als gefährlich ansehen, eintreffen wird? Entspricht es den Tatsachen, dass das, was Sie als gefährlich, eine Katastrophe, unerträglich ansehen, wirklich lebensgefährlich ist? Wo sind die Beweise dafür?* Ich erlebe immer wieder in meiner Praxis, dass Menschen sich Situationen als gefährlich vorstellen, die tatsächlich nicht schlimm und lebensgefährlich, sondern nur unangenehm sind. So betrachten viele das Abschlagen einer Bitte als so gefährlich, dass sie ihre Wünsche gar nicht erst äußern. Viele Menschen sind Experten im Gedankenlesen. Sie sehen Katastrophen voraus, die nie eintreffen werden. »Bestimmt wird er mich ablehnen, wenn ich ihm sage, dass ich nicht kommen kann. Das kann ich nicht ertragen«; »Bestimmt falle ich in Ohnmacht, wenn ich im Kino in der Mitte sitze«; »Bestimmt habe ich einen tödlichen Autounfall, wenn ich mit dem Auto fahre«; »Bestimmt falle ich durch die Prüfung«; »Ich habe Kopfschmerzen. Bestimmt habe ich einen Hirntumor«, sind solche Äußerungen. Viele Menschen sind so trainiert darauf, in den Zeitungen, bei Erzählungen von Bekannten auf die negativen Ereignisse im Leben zu hören, dass die Welt in ihrer Wahrnehmung tatsächlich nur aus Katastrophen besteht. Das ist natürlich kein wissenschaftliches Vorgehen. Die erste Frage zielt darauf ab, dass Sie wie ein Wissenschaftler oder Rechtsanwalt vorgehen. Wo sind die Beweise, dass die schlimme Katastrophe tatsächlich eintreffen wird? (Selbst wenn sie in der Vergangenheit einmal eintraf, muss sie das nie mehr wieder, und meist ist sie noch nicht einmal in der Vergangenheit eingetroffen.)

Frage 2

Wenn die von Ihnen als lebensgefährlich bewertete Situation tatsächlich unangenehm sein kann, wie wahrscheinlich ist es?

Viele Menschen haben recht in ihrer Einschätzung, dass theoretisch eine Situation eintreten kann, die unangenehm ist, übertreiben jedoch die Wahrscheinlichkeit. So ist es zwar theoretisch möglich, dass jetzt im Augenblick ein Flugzeug über Ihrem Haus abstürzt, aber es ist doch zugegebenermaßen wenig wahrscheinlich. Wenn man noch nie ohnmächtig geworden ist, dann ist es auch eher unwahrscheinlich, dass man beim Einkaufen oder Friseur in Ohnmacht fällt. Wenn Sie sich nun gedanklich immer wieder mit der in Ihren Augen gefährlichen Situation befassen und Sie »vorhersehen«, d. h. in lebendigen Bildern ausmalen, wird Ihr Körper entsprechend mit Angst reagieren. Das Ereignis ist denkbar und möglich, aber nicht wahrscheinlich. Es ist wenig sinnvoll, sich um all die theoretisch möglichen unangenehmen Ereignisse in unserem Leben zu sorgen, denn dann bleibt keine Zeit zum Leben und genießen. Nur wenn die unangenehmen Ereignisse wahrscheinlich sind, ist es sinnvoll, sich darum Gedanken zu machen, dann aber auch alles zu tun, sie zu vermeiden.

Die Zahl der Menschen, die an Alzheimer erkranken, ist im Steigen begriffen. Sollte ich mir deshalb jetzt das Leben schwermachen und mich tagtäglich in Gedanken damit beschäftigen, dass ich meinen Angehörigen zur Last fallen könnte? (Etwas anderes ist es, wenn ich mich für die Erforschung der Ursachen und Möglichkeiten der Prävention einsetze.)

Frage 3

Gibt es Möglichkeiten, das von Ihnen als lebensgefährlich angesehene Ereignis zu verhindern?

Wenn wir uns schon innerlich bereit machen zu Kampf, Flucht oder Schreckreaktion, indem wir ein Ereignis als gefährlich einschätzen, dann sollten wir nicht dabei stehen bleiben. Wir sollten uns dann darum bemühen, nach Möglichkeiten zu suchen, das unerwünschte Ereignis zu verhindern. Was ist schon sinnvoll daran, sich zu alarmieren und dann nichts dagegen zu tun?

Frage 4

Gibt es Überlebensmöglichkeiten, wenn das von Ihnen als lebensgefährlich bewertete Ereignis wirklich eintritt? Was wäre, wenn…? Was kann ich dann tun?

Wenn wir uns schon in unserer Fantasie mit dem Eintreffen eines in unseren Augen gefährlichen Ereignisses beschäftigen, dann macht es auch Sinn, nach Möglichkeiten zu suchen, wie es dann weitergehen kann. Viele Menschen grübeln und sorgen sich um die Zukunft, malen sich die grausigsten Bilder aus, bis sie schließlich in Panik geraten. Dann brechen sie ihre Fantasien ab. Sie begehen den Fehler, dann nicht weiterzudenken und nach Bewältigungsmaßnahmen zu suchen, sondern bleiben bei der Hilflosigkeit und Ohnmacht stehen. Solange Sie jedoch nicht tatsächlich sterben, haben Sie immer mehrere Wahlmöglichkeiten, wie es weitergeht. Und wenn Sie wirklich dabei sterben sollten, haben Sie sowieso kein Problem mehr (klingt hart, ist aber tatsächlich so). Auch hier hilft Ihnen das ABC der Gefühle, mit der Situation umzugehen. Erinnern Sie sich? Situationen bewirken keine Gefühle, sondern es ist Ihre Sicht der Dinge.

Frage 5

Verspüren alle Menschen vor diesen Situationen Angst oder meiden diese Situationen?

Diese Frage hilft uns, zu verdeutlichen, ob wir Wahlmöglichkeiten haben. Wenn wirklich alle Menschen dieser Welt Angst vor einer Situation haben und die Situation meiden, dann haben wir möglicherweise keine andere Wahl, als Angst zu haben. Gibt es jedoch Menschen, die in dieser Situation ruhig bleiben oder trotz Angst in die Situation gehen, dann haben auch wir die Möglichkeit, das zu erlernen. Wir haben einen Entscheidungsspielraum. Ob wir uns entscheiden, die Angst zu überwinden, bleibt uns überlassen. z.B. muss es nicht unser Ziel sein, nachts ohne Angst im Stadtpark spazieren zu gehen, aber wir können es erlernen. Wir haben die Möglichkeit, Drachenfliegen zu lernen, auf einem Hochseil über die Niagarafälle zu balancieren, Löwen zu bändigen, müssen es aber nicht erlernen.

Frage 6

Was verlieren Sie, wenn Sie nicht in die Situation gehen, die Sie als gefährlich ansehen? Beruflich, gesellschaftlich, im Privatleben, bezüglich Ihrer Selbstachtung? Was verlieren nahestehende Angehörige durch Ihre Angstsymptome und Ihr Meidungsverhalten? Was gewinnen Sie, wenn Sie in die Situation gehen? Beruflich, gesellschaftlich, im Privatleben, bezüglich Ihrer Selbstachtung? Sind Sie des Gewinns wegen bereit, die Situation trotz Risiko zu wagen?

Es gibt im Leben nichts, was nicht mit einem gewissen Risiko behaftet ist. Die einzige Sicherheit, die wir haben, ist, dass wir sterben müssen. Manchmal hilft es uns bei unseren Entscheidungen deshalb nur, eine Gewinn-und-Verlust-Rechnung aufzumachen. Wenn der Gewinn höher erscheint als der mögliche Verlust, und man den Verlust überleben kann, ist es sinnvoll, sich in die Situation zu begeben. Die Angst verliert dann ein Stück weit ihre Funktion, denn wir wollen die Situation trotz Gefahr wagen.

Zusammenfassend lässt sich sagen, dass der Mensch, der häufig ängstlich reagiert, sich von dem, der weniger häufig mit Angst reagiert, in folgenden Punkten unterscheidet:

– Der ängstliche Mensch *bewertet die Gefahr unrealistisch.* Harmlose Ereignisse werden als gefährlich bewertet. Er sieht eine Gefahr, wo in Wirklichkeit keine besteht.

– Er *übertreibt* die Wahrscheinlichkeit eines Schadens.

– Er *übertreibt* das Ausmaß der Gefahr (Katastrophieren).

– Er *wiederholt in Gedanken* und Fantasien immer wieder seine mögliche körperliche und seelische Verletzung.

– Er hat *Angst vor der Angst.*

– Er überträgt seine Ängste auf harmlose Situationen. Er *verallgemeinert unzulässig.* Die Zahl der Angst auslösenden Situationen nimmt zu.

– *Er übersieht alle Hinweise für seine Fähigkeiten,* Dinge erfolgreich zu erledigen. Er vergisst alle positiven Erlebnisse der Vergangenheit und erwartet für die Zukunft nur unüberwindliche Probleme.

7. Die Macht unserer Vorstellungen

Bisher habe ich es nur angedeutet, aber jetzt will ich es konkret formulieren: Unsere Fantasie oder Vorstellungskraft, unsere inneren Bilder spielen eine ganz bedeutsame Rolle bei der Angstentstehung und Aufrechterhaltung der Angst.

Wir steuern unsere Gefühle nicht nur durch unsere Gedanken, sondern auch durch unsere Vorstellungsbilder. Wenn Sie sich jetzt z. B. Ihr Lieblingsessen bildhaft in Ihrer Fantasie vorstellen, wird Ihnen der Speichel im Mund zusammenlaufen, und vielleicht fängt Ihr Magen auch an zu knurren. Wenn Ihr Kind noch nicht zu Hause ist, Sie eine Unfallsirene hören, und Sie sich ausmalen, dass Ihr Kind gerade verunglückt ist, bekommen Sie Panik. Wenn Sie sich intensiv an die letzte Situation erinnern, in der Sie richtig ärgerlich waren, dann werden Sie auch heute noch Ihren Ärger verspüren. Das hängt damit zusammen, dass unser Gehirn Vorstellungen genauso behandelt wie tatsächliche Ereignisse. *Für unser Gehirn spielt es keine Rolle, ob wir uns etwas nur ausmalen oder wirklich erleben.* Es gibt dieselben Signale an unseren Körper weiter und unser Körper reagiert, als ob das, was wir uns vorstellen, wirklich passiert. Wir empfinden dieselben Gefühle und bekommen dieselben körperlichen Reaktionen. Vorstellungen können demnach genauso zu unseren Feinden werden wie Gedanken – nämlich dann, wenn sie nicht der Realität angemessen sind, wenn sie Katastrophen enthalten, die gar nicht eintreffen.

Vorstellungen können sich auf tatsächliche Erlebnisse in der Vergangenheit beziehen oder auf fantasierte Ereignisse in der Zukunft.

Die Fähigkeit zur Bildung deutlicher und lebhafter Bilder ist bei den Menschen verschieden stark ausgeprägt, doch haben alle Menschen innere Bilder in ihren Köpfen. Einige müssen sich erst eine Zeit lang konzentrieren, bevor es ihnen gelingt, ein Bild heraufzubeschwören, und selbst dann kann es vorkommen, dass die Bilder ein wenig verschwommen bleiben.

Gerade in Bezug auf die Angst hat diese Funktionsweise des Gehirns, dass es nicht zwischen Fantasie und wirklichen Erlebnissen unterscheiden kann, fatale Folgen. Beispielsweise hatte Herr W. beim Durchschwimmen eines Sees infolge Überarbeitung einen Schwächeanfall erlebt. Von diesem Zeitpunkt an begann er, sich im Geiste diese Situation ständig auszumalen. Der Effekt war ein permanentes Wiedererleben der Angstsymptome mit den körperlichen Begleiterscheinungen. Er machte aus dem einmaligen Erlebnis ein tägliches Erlebnis. Er übte sich sozusagen darin, mit Angst auf Schwimmen im See zu reagieren.

Andere Menschen wiederum, die z.B. erlebt haben, dass ein naher Bekannter an Krebs gestorben ist, malen sich immer wieder aus, wie das wäre, wenn sie Krebs bekommen würden. Sie beobachten täglich voller Angst jede kleinste Veränderung in ihrem Körper. Oder aber ein Student beschäftigt sich während der Prüfungsvorbereitung damit, wie er vor dem Prüfer steht, ihm überhaupt nichts einfällt und er schließlich durchfällt. Manche Menschen stellen sich, wenn sie auf dem Balkon stehen, vor, wie sie hinunterfallen.

*Auf die Vorstellung einer Katastrophe reagiert unser Körper,
als ob die Katastrophe schon passiert ist.* Es gibt Menschen,
die Experten in der Vorstellung sind. Wenn jemand ihnen
nur von einem Missgeschick erzählt, stellen sie sich vor,
wie ihnen das Gleiche passiert, und dadurch haben sie
dieselben Gefühle wie der Betroffene. Auch Mitleid entsteht, indem wir uns in unserer Fantasie in die Position
unseres Gegenübers versetzen und uns dadurch in ihn
»einfühlen«.

Wir können die Vorstellungskraft zu unserem Nachteil
einsetzen, um vergangene negative Erfahrungen immer
wieder zu wiederholen oder um uns Katastrophen in der
Zukunft auszumalen. Unser Körper reagiert dann nach
dem Motto »Wenn einmal eine Katastrophe passiert, passiert sie immer wieder« oder »Bestimmt wird eine Katastrophe passieren«. Geben wir unserem Körper diese Bewertungen einer Situation, brauchen wir uns über seine
Alarmreaktionen nicht zu wundern. Wir gehen also so vor,
dass wir uns in der Fantasie eine Katastrophe ausmalen,
uns Alarmreaktionen im Körper erzeugen, aber nichts tun
können, um uns zu wehren und zu schützen, weil die
Katastrophe nur in der Fantasie existiert.

*Alles, was wir uns im Geiste ausmalen, wird genau wie jeder
Gedanke, den wir denken, in körperliche Veränderungen und Gefühle umgesetzt.* Die Vorstellungskraft wirkt allerdings noch
wesentlich schneller als unsere Gedanken. Dies ist durch
die Teilung unseres Gehirns erklärbar. Unser Gehirn besteht aus einer rechten und einer linken Hirnhälfte.
Während die linke Hirnhälfte bei Rechtshändern (bei
Linkshändern ist es umgekehrt) für Gedanken, Logik,
Sprache, Symbole zuständig ist, ist die rechte Hirnhälfte für

Raumwahrnehmung, Fantasie und Gewohnheiten zuständig. Die rechte Hirnhälfte weist noch eine Besonderheit auf, sie kann keine Verneinungen entschlüsseln. Wenn wir uns denken: »Ich lese jetzt im Augenblick nicht im Buch über Angst«, so sehen wir uns dennoch das Buch über Angst lesen. Die rechte Hirnhälfte kann auch kein »hoffentlich«, »vielleicht« und »wahrscheinlich nicht« verarbeiten.

Wenn wir uns denken: »Hoffentlich falle ich nicht um«, dann sehen wir uns im Geiste schon umfallen. Dieses Bild erzeugt dann unser Gefühl und unsere körperliche Reaktion.

Gerade im Bereich der Suchtmittelabhängigkeit ist diese Erkenntnis von Bedeutung. Ein Übergewichtiger, der sich mit starker Willenskraft sagt: »Ich darf keine Schokolade essen«, sieht vor seinem geistigen Augen gleichzeitig seine Lieblingsschokolade, und dieses Bild erzeugt sein Verlangen nach Schokolade. Je mehr er sich wiederholt, dass er keine Schokolade essen darf, desto größer wird seine Begierde nach Schokolade. Meist folgert der Übergewichtige dann: »Der Geist ist willig, der Körper schwach.«

Die sich selbst erfüllende Prophezeiung ist in diesem Zusammenhang erklärbar. Der Gedanke und die Vorstellung: »Bestimmt werde ich rot oder fange an zu stottern«, führt zu erhöhter körperlicher Anspannung und damit fast automatisch zum Erröten oder Stottern.

So wie wir die Vorstellungsfähigkeit zur Erzeugung von Angst einsetzen können, indem wir Katastrophen in unserem Kopf entstehen lassen, können wir sie auch positiv nutzen. Wir brauchen uns nur immer wieder auszumalen, wie wir eine Situation positiv bewältigen. Genauer werden wir uns diese Technik in Teil II anschauen.

8. Alltagsstrategien der Angstabwehr

Für die meisten von uns ist Angst ein sehr unangenehmes Gefühl (für manche allerdings erst ab einem bestimmten Ausprägungsgrad). Deshalb lassen wir uns viele unterschiedliche Strategien zur Bekämpfung unserer Angst einfallen.

Wir versuchen, zu drei unterschiedlichen Zeitpunkten Einfluss auf unsere Angst zu nehmen, sie zu verhindern oder zu reduzieren:

1. In der Vorbereitung auf die angstauslösende Situation (Erwartungsangst)
2. In der Situation
3. Nach dem Durchleben der Situation, wenn wir die Erfahrung verarbeiten

Wie wir versuchen, Angst in den Griff zu bekommen

a) Das Vermeidungsverhalten: Der Drückeberger
Die zwei biologisch bedingten Strategien der Angstbewältigung, wenn wir uns schon in der Situation befinden, vor der wir uns fürchten, sind Kampf und Flucht. Da es in unserer Gesellschaft verpönt ist, Gewalt anzuwenden, überwiegt bei den meisten Menschen die Strategie der Flucht.

Es gibt jedoch noch eine dritte Möglichkeit der Angstbewältigung: die Meidung der Situation, vor der wir uns
fürchten. Wenn wir uns nicht der Situation aussetzen,
brauchen wir unserem Körper kein Signal für Gefahr zu
geben, und dann werden wir erst gar keine Angst verspüren. Wir ersparen uns auf diese Weise die negative Konsequenz und betrachten deshalb die Meidung als eine geeignete Strategie, unsere Angst zu umgehen.

So vermied Frau R. den Besuch des Kinos, nachdem sie
während einer Vorstellung einmal einen Schwächeanfall
erlitten hatte. Der Nachteil der Strategie ist: Wir geraten
durch diese Meidung in einen Teufelskreis.

Das Prinzip der Vermeidung

Auslösende Situation	Zukünftige Situationen
A: Kinobesuch	A: Kein Kinobesuch
Schwächeanfall	Vermeidung
B: Gefahr	B: Alles o.k.
C: Angst	C: Keine Angst

Wir bewerten eine Situation fälschlicherweise als »immer
gefährlich«, weil wir eine einzige unangenehme Erfahrung darin gemacht haben, bekommen Angst und meiden die Situation. So können wir nicht die Erfahrung
machen, dass die Situation in Wirklichkeit ungefährlich
oder weniger gefährlich ist, als wir annehmen. Wir ziehen
also eine falsche Schlussfolgerung und bilden uns ein
»Vorurteil«. Wir glauben weiterhin, dass die Situation gefährlich ist, und fühlen uns gut, solch eine hervorragende
Methode entwickelt zu haben, die uns Schmerz erspart

und quasi das Leben rettet. So bestätigen wir unsere Fehleinschätzung immer wieder. Ja, wir gelangen sogar zu der Meinung, dass andere ähnliche Situationen ebenso gefährlich sind wie die Ursprungssituation, und meiden diese mit der Zeit auch noch. Das ist der Grund, warum z. B. viele Menschen zunächst damit beginnen, die Straßenbahn zu meiden, dann den Bus, den Zug, das Auto und zum Schluss überhaupt nicht mehr auf die Straße gehen.

Der Nachteil dieser Strategie ist also: Vermeidung führt zum Bestehenbleiben und Ausweiten der Angst, weil sie verhindert, dass wir unsere fehlerhaften Annahmen von Lebensgefahr überprüfen und korrigieren.

Unsere Vermeidung wird dadurch belohnt, dass unsere Angst ausbleibt. Mit der Zeit weitet sich die Angst aus. Wenn wir Situationen über Jahre hinweg vermieden haben, wird die Hürde immer höher, das Vermeidungsverhalten aufzugeben. Das Vermeidungsverhalten wird zur Gewohnheit. Wir können uns gar nicht mehr vorstellen, solch eine Situation lebend zu überstehen. Viele Menschen geraten durch dieses Vermeidungsverhalten in völlige Abhängigkeit von anderen. Sie brauchen jemanden, der für sie einkauft, auf die Bank geht, den Abfall hinunterträgt …

Durch die Vermeidung von Situationen, in denen wir uns bedroht fühlen, gelingt es uns zwar, unsere Angstgefühle zu vermeiden, aber wir können dadurch unseren Lebensspielraum auch erheblich einschränken. Wir zahlen einen hohen Preis. Wir tauschen die Angst gegen Unwohlsein und Unzufriedenheit mit der Unfähigkeit, am Leben teilzunehmen, ein. Es entsteht Unbehagen, wenn wir etwas gegen die Angst unternehmen, und auch, wenn wir nichts verändern.

Das Vermeidungsverhalten ist nur sinnvoll, wenn eine Situation tatsächlich lebensbedrohlich ist.

b) Einnahme von Suchtmitteln: Der Betäuber

Viele Menschen wissen nicht, dass sie ihre körperliche Anspannung und ihre Gefühle selbst erzeugen, und daher auch nicht, wie sie diese selbst verändern können. Sie glauben, dass ihr Körper nicht richtig funktioniert und sie ihn nur in den Griff bekommen können, wenn sie Beruhigungstabletten, Nikotin, Alkohol zu sich nehmen oder sich so vollfuttern, dass durch das Essen ein Schweregefühl und eine Entspannung eintreten. Am Anfang scheinen die Mittel sehr geeignet, weil man dann die Angst wirklich nicht mehr so stark spürt. Man fühlt sich sicher, ein Mittel entdeckt zu haben, durch das man seine Gefühle in den Griff bekommen kann. Schon das Wissen um die Tabletten in der Handtasche schafft das Gefühl von Kontrolle über sich. Ich habe z.B. mehrere Klienten, die sich Tabletten in die Jackentaschen einnähen, um »im Notfall« immer welche bei der Hand zu haben. Eine andere Klientin wiederum geht nie aus dem Haus, ohne sich etwas zu essen mitzunehmen, »falls der Anfall kommt«. Doch mit der Zeit benötigen sie immer mehr dieser Mittel, um die gleiche Wirkung bei sich zu erzielen, weil sie sich daran gewöhnen.

Der Nachteil dieser Methode der Betäubung besteht darin, dass wir nur an C, an unseren Gefühlen ansetzen und diese betäuben. Wir bleiben also weiterhin wie zuvor dabei, unserem Körper ein Alarmsignal zu geben, indem wir uns »Gefahr« suggerieren, wollen lediglich seine Reaktion auf unser Signal, die Anspannung und Angst, nicht verspüren. Langfristig kommt es nicht zu einer Überwindung unserer Angst, sondern zu den negativen Auswirkungen des Suchtmittelmissbrauchs, zur Nikotin-, Medikamenten- und Alkoholabhängigkeit und zu Übergewicht.

c) Sprung ins kalte Wasser: Der Ausreißer
Es gibt Menschen, insbesondere solche, die von sich Perfektheit fordern, die nicht zulassen können, Angst zu haben. Diese greifen häufig zu folgender Strategie: Sie bleiben bei ihrer Einschätzung, dass eine Situation gefährlich ist, behalten also ihre Bewertung bei, und zwingen sich mit aller Willenskraft, dennoch in die Situation, vor der sie sich fürchten, zu gehen. Sie setzen sich der Angstsituation zwar aus, aber versuchen, so schnell wie möglich wieder herauszukommen, ohne abzuwarten, bis die Angst wieder nachlässt. Sie flüchten aus der Situation. So besuchte Herr K. immer noch das Theater, setzte sich aber immer auf äußere Plätze, um das Theater schnell und unbemerkt verlassen zu können. Frau S. suchte sich Bummelzüge aus, die sie an jeder Haltestelle, wenn die Angst zu groß wurde, fluchtartig verlassen konnte.

Der Nachteil dieser Strategie ist der, dass wir ebenfalls alles tun, uns Angst zu erzeugen, indem wir uns sagen, dass eine Situation gefährlich ist, uns dadurch massiv Anspannung verschaffen und unsere Angst nicht abbauen können. Wir verlangen von uns, trotz vermuteter Lebensgefahr die Situation aufzusuchen. Das führt zu erhöhter Anspannung und bisweilen dazu, dass sich die Angst noch verstärkt. Meist stürzen die Betroffenen darüber hinaus sofort aus der Situation heraus und können keine Gewöhnung an die Situation erreichen. Würden sie länger in der für sie scheinbar gefährlichen Situation bleiben, könnte eine Gewöhnung erfolgen. Das rührt daher, dass unser Körper starke Erregung und Angst nicht über einen längeren Zeitraum aufrechterhalten kann. Jede emotionale Erregung erschöpft sich, wenn sie ihr Maximum erreicht und lange genug anhält, nach einer gewissen Zeit von selbst. So aber werden die Situationen für die Betroffenen immer schwieriger. Wenn sie voller Panik aus der Situation flüchten, erinnern sie sich bei den Gedanken an die Situation wiederum an die Panik, und die Hürde ist beim nächsten Mal noch höher.

d) Wiederholtes Grübeln und Sorgen über scheinbar Angst auslösende Situationen: Der Schwarzseher

Viele Menschen praktizieren eine Art magischen Denkens. Sie glauben, dass es sinnvoll sei, sich immer und immer wieder vorzustellen, wie sie sich in der Angst auslösenden Situation befinden und vollkommen hilflos und angsterfüllt sind. Sie übertreiben in ihrer Fantasie die Folgen, die auf sie zukommen werden. Sie glauben dadurch in einer Form von Aberglauben, die Situation vermeiden zu können. So sind beispielsweise viele Mütter Experten darin, sich auszumalen, wie ihr Kind verunglückt, sie ihr verletztes Kind in ihren Armen halten und völlig verzweifelt sind. Andere malen sich ein unwahrscheinliches Ereignis immer wieder aus (»Bestimmt wird das Flugzeug abstürzen«), und tun so, als ob es unmittelbar bevorsteht. Die Folge davon ist, dass sie schon zu Hause, wenn sie gar nicht in der betreffenden Situation sind, dieselben körperlichen Reaktionen produzieren, wie wenn sie in der Situation selbst wären. Außerdem üben sie ihre Angstreaktionen immer wieder ein.

Der Nachteil dieser Strategie ist, dass wir uns, schon bevor die Situation überhaupt eintritt, in Anspannung bringen und nichts tun können, um die Situation zu verändern. Außerdem üben wir keine Bewältigungsstrategien, sondern die Hilflosigkeit ein, wenn die Situation wirklich eintritt.

Von dem vernünftigen Nachdenken über Probleme unterscheidet das Grübeln sich dadurch, dass es nicht weiterbringt, sondern die Probleme eher vergrößert.

Vorstellungsübungen sind nur sinnvoll, wenn wir nicht dabei stehen bleiben, uns eine Katastrophe auszumalen, sondern uns dazu zwingen, weiterzudenken. Wir müssen uns darum bemühen, uns auszumalen, wie wir die vermeintliche Katastrophe überleben, und was wir dann tun können, oder uns erst gar keine Katastrophe ausmalen.

e) Ablenkung: Der Verneiner
Viele Menschen haben die Strategie entwickelt, sich abzulenken, wenn sie sich in Situationen befinden, die sie mit Gefahr verknüpfen. Sie lesen Zeitung, unterhalten sich mit anderen, beginnen zu singen oder zu stricken, hören ununterbrochen Radio. Das sind sinnvolle Strategien, sofern man sie nicht als einzige Maßnahme zur Angstbewältigung einsetzt.

Der Nachteil dieser Strategie ist, dass diese Verhaltensweisen sich sehr schnell zu zwanghaftem Verhalten entwickeln können, d. h. wir glauben, z. B. ohne Hilfsmittel oder ohne andere Menschen die Situation nicht überleben zu können. Wir sind der Überzeugung, diese Strategien unbedingt zu brauchen, um unserer Angst nicht ausgeliefert zu sein.

Ablenkung kann sinnvoll sein, wenn wir gleichzeitig auch an unseren Angst erzeugenden Gedanken und Vorstellungen arbeiten.

f) Suche nach Verbündeten: Der Manipulierer
Viele Menschen meiden unangenehme Situationen, indem sie ihren Partner oder Freunde hinzuziehen. Der Partner muss das Auto fahren, sie im Lift begleiten, mit ihnen oder für sie einkaufen, Freunden eine Absage erteilen, die übertrieben hohe Rechnung reklamieren usw. Sie demonstrieren ihre Angst, um der Unterstützung anderer sicher zu sein.

Die Nachteile: Kurzfristig mag diese Strategie gut funktionieren, aber langfristig werden die Betroffenen immer unfähiger, die Angst immer größer, der Partner und die Freunde bisweilen auch unwillig zu helfen. Die Angst hat hier häufig einen eindeutigen Vorteil für die Betroffenen: Sie ist zu einer Art Garantie dafür geworden, dass andere sich um sie kümmern. Dahinter stehen die Ängste, alleine nicht zurechtzukommen, Verantwortung zu übernehmen oder verlassen zu werden.

g) Verstecken der Angst: Der Unterdrücker
Viele Menschen halten Angst für ein Zeichen von Schwäche und versuchen deshalb, ihre Angst vor den anderen zu verstecken. Durch das Unterdrücken der Gefühle kommt der Betroffene häufig zu dem Gefühl, verrückt zu

werden. Die Angst wird versteckt durch Zusammenreißen, sich verkrampfen oder durch eine kurze, schnelle Atmung.

Der Nachteil dieser Strategie, die Angst zu verstecken,
führt häufig zum Einsatz von Suchtmitteln wie Alkohol,
Nikotin und Beruhigungstabletten. Nur so kann man auf
Dauer die Angst vor der Umwelt verbergen, bis die Umwelt die Sucht bemerkt.

Auch Selbstbeschimpfungen wie »Das ist doch lächerlich«, »Das ist albern, sich so zu benehmen«, gehören
hierher. Sie unterbrechen zwar kurzzeitig die Auseinandersetzung mit dem Problem, aber die Gedanken kommen wieder.

h) Zwangsverhalten: Der Kontrolleur

Ruhe fördert das Spürbarwerden von Ängsten. Dann besteht besonders viel Zeit für Grübeleien und Katastrophenvorstellungen. Es gibt keine Ablenkung. Deshalb stürzen sich viele Menschen in zwanghafte Verhaltensweisen
wie z. B. Wasch- und Kontrollzwänge.

Nachteil dieser Strategie ist, dass die Ursache der Ängste
dadurch nicht beseitigt wird, die Umwelt sich zunehmend
aufgrund des merkwürdigen Verhaltens distanziert und
das Leben zunehmend noch mehr eingeschränkt wird.

i) Aufschieben unangenehmer Pflichten: Der Aufschieber

Viele Menschen haben eine Strategie entwickelt, alles,
was ihnen Angst macht, wegzuschieben. Sie stecken quasi
den Kopf in den Sand und wollen von nichts wissen.
Kurzfristig gelingt es ihnen, durch das Wegschieben der
Dinge, die sie als gefährlich und unangenehm ansehen,

Ruhe zu bekommen. Doch dann wird die Angst vor den Folgen des Aufschiebens größer. Schließlich begeben sie sich doch unter massivem inneren Druck in die Situation.

Der Nachteil dieser Strategie ist, dass durch das Aufschieben die mögliche Gefahr einer Situation ohnehin nicht verändert wird, und häufig durch das Aufschieben noch zusätzliche negative Konsequenzen auf den Betroffenen zukommen (z.B. wenn er die Vorbereitung für ein Referat erst zwei Tage vor Abgabeschluss beginnt und dann zu wenig Zeit dafür hat; oder wenn er erst dann zum Zahnarzt geht, wenn der Zahn nicht mehr zu retten ist).

Zusammenfassend können wir sagen, dass die meisten Strategien leider nur kurzfristig oder begrenzt wirksam sind. Sie setzen nicht an den Ursachen, unseren negativen Gedanken an, sondern an der Angst.

9. Beruhigungsmittel und Medikamente

Viele meiner Klienten kommen nach einer Odyssee von Besuchen bei unterschiedlichsten Ärzten und mit einem Cocktail an unterschiedlichsten Beruhigungsmitteln zu mir in die Praxis. Laut neuester Untersuchungen sind eine halbe Million Bundesbürger abhängig von Beruhigungsmitteln wie z. B. Valium, Adumbran, Tavor, Lexotanil, Dalmadorm, Tranxilium, Librium, Praxiten. Jährlich werden in Deutschland eine Milliarde Beruhigungsmittel vom Benzodiazepin-Typ verschrieben.

Viele meiner Klienten sind meist völlig unbeabsichtigt und ungewollt in die Sucht hineingeraten. Es fing alles so harmlos an …

Zunächst einmal führte sie der Weg wegen körperlicher Beschwerden und ihrer Ängste zum Arzt. Der Arzt stellte eine Diagnose wie etwa vegetative Dystonie, Angstneurose, psychosomatische Beschwerden und verordnete ihnen ein Beruhigungsmittel zur Angstlösung und Entspannung – meist ohne Hinweis auf die abhängig machende Wirkung des Mittels. Da das Beruhigungsmittel wie ein Zaubermittel die Angst wegnimmt, alle Anspannung wegbläst, ist es kein Wunder, dass die Betroffenen es immer häufiger einnehmen. Es ist ja so angenehm, sich besser zu fühlen – trotz allem Unglück der Welt und ohne etwas tun zu müssen, seine Konflikte zu lösen. Mit der Zeit brauchen die Betreffenden immer mehr und immer häufiger von den Wunderpillen (z. T. zwischen 50 und 80

Stück täglich!), bis sie sich schließlich ihr Leben nicht mehr ohne vorstellen können.

Zu Beginn hatten sie die Einstellung: »Ich könnte die Tablette mal nehmen, vielleicht hilft sie mir. Ich weiß mir sonst keinen Rat mehr.«

Dann denken sie: »Die Tablette hat mir gutgetan, ich nehme wieder eine, dann geht es mir besser.«

Schließlich sind sie von dem Gedanken »besessen«: »Ohne Tablette schaffe ich es nicht.« Sie sind psychisch abhängig geworden. Ihre Fähigkeiten, mit belastenden Situationen auch ohne chemische Keule umzugehen, verkümmern zusehends. Dann folgt die körperliche Abhängigkeit meist auf dem Fuß. Ihr Körper gewöhnt sich an die Tabletten und fordert die beständige Einnahme, indem er Entzugserscheinungen zeigt, wenn er keine Tablette bekommt. In den ersten vier bis sechs Wochen nach Einnahmebeginn ist die Wirkung der Tabletten am größten. Danach bringt auch eine höhere Dosis keine weitere Angstbefreiung. Das alleine wäre schon Grund genug, keine Beruhigungstabletten mehr zu verschreiben. Die anfängliche erhöhte Leistungs- und Belastungsfähigkeit lässt wieder nach, es kommt zu Konzentrationsstörungen. Klienten beschreiben, dass sie wie unter einer »Käseglocke« herumlaufen. Es kommen keine Gefühle mehr an sie heran und keine Gefühle aus ihnen heraus. Die Tabletten werden nun eingesetzt, um die von ihnen erzeugten Entzugserscheinungen wie Ängste, innere Unruhe und Schlaflosigkeit zu vertreiben.

Der Besuch beim Arzt zur erneuten Tablettenverordnung wird zur Regelmäßigkeit. Weigert sich der Arzt, der als erster die Tabletten verordnet hat, ein weiteres Attest auszuschreiben, beginnt die Suche nach dem nächsten Arzt.

Die Betroffenen merken meist, dass mit ihnen etwas nicht stimmt, dass sie abhängig sind. Ein eigenständiges Absetzen der Tabletten und der Entschluss, keine mehr zu nehmen, enden meist mit starken körperlichen Beschwerden, sodass dann doch der Griff zur Tablette wieder erfolgt.

Ich will hier keinen Stab über den Beruhigungstabletten brechen, aber ausdrücklich vor einer zu leichtfertigen Verordnung und Einnahme warnen. Beruhigungstabletten sind sinnvoll, um kurzfristig eine Krisensituation (Tod eines Partners, bevorstehende schwere Operation, psychotische Störung, die erste Zeit nach einem Herzinfarkt) zu überbrücken. Sie sind nicht geeignet, Ängste, die seelische Ursachen haben, zu lösen und zu heilen. Der alleinige Einsatz von Beruhigungsmitteln führt hier zwangsläufig zur Sucht und Aufrechterhaltung der Angst. Tabletten lösen keine Konflikte und Probleme, verändern keine den Ängsten zugrunde liegenden Einstellungen. Beruhigungstabletten gaukeln eine heile Welt vor, die in Wirklichkeit nicht besteht. Sie machen die negativen Gefühle nicht mehr spürbar. Die Angst vor der Angst wird mit der Zeit immer größer. Der Betroffene kann mithilfe der Beruhigungstabletten möglicherweise wieder in die Situationen gehen, die er zuvor vermieden hat, aber die Angst erzeugenden Gedanken bleiben dennoch bestehen.

Beim Einsatz von Beruhigungsmitteln treten folgende Gefahren auf:

– Schon nach drei bis sechs Wochen besteht die Gefahr einer Abhängigkeit.

- Bei jahrelanger Einnahme muss der Körper entgiftet werden, und es kann dabei zu massiven körperlichen Reaktionen (Schlafstörungen, Unruhe, Ängstlichkeit, Schüttelfrost, Alpträumen, Herzrasen) kommen.
- Die Hemmungs- und Steuerungsfähigkeit nimmt ab, und die Persönlichkeit des Betroffenen verändert sich.
- Die Gefahr, in einen schweren Verkehrsunfall verwickelt zu werden, steigt um das Vier- bis Fünffache. Da die Wirkung der Tabletten erst nach zwei bis vier Tagen zur Hälfte aufgehoben ist, ist das Glas Alkohol 24 Stunden nach der Einnahme einer Tablette möglicherweise schon zu viel.
- Die Sterblichkeitsrate ist auf das 2,5-Fache erhöht in Kombination mit Alkohol und der Einnahme anderer Medikamente.
- Es kann nach wenigen Wochen der Einnahme zu Depressionen kommen.

Was tun, wenn Sie Beruhigungstabletten einnehmen?

Machen Sie zuallererst eine Bestandsaufnahme und bestimmen Sie das Ausmaß Ihrer Abhängigkeit:

1. Nehmen Sie täglich Tabletten? Wenn ja, wie viele?
2. An wie vielen Tagen im letzten Vierteljahr haben Sie Beruhigungstabletten eingenommen?
3. Tragen Sie vorsorglich immer einige Beruhigungstabletten mit sich herum?

4. Gibt es Situationen, von denen Sie glauben, sie nicht ohne Tabletten bewältigen zu können?
5. Geraten Sie in Panik bei dem Gedanken, einmal keine Tabletten mehr verschrieben zu bekommen?
6. Haben Sie schon einmal den Arzt gewechselt, weil der frühere Arzt Ihnen keine Tabletten mehr verschreiben wollte?

Wenn Sie mehrere Fragen mit Ja beantwortet haben, ist es sinnvoll für Sie, einen Nervenarzt aufzusuchen. Es ist keine Schande, und Sie trifft keine Schuld, in Abhängigkeit geraten zu sein. Wichtig ist, dass Sie Schritte unternehmen, sich wieder von der Sucht zu befreien. Von alleine löst sich die Sucht nicht wieder auf. Legen Sie dem Nervenarzt die Karten auf den Tisch und sagen Sie ihm offen und ehrlich, wann und wie viele Tabletten Sie täglich nehmen. Ihr Arzt wird mit Ihnen dann besprechen, ob Sie die Tabletten langsam absetzen können, oder ob es besser ist, wenn Sie zur Entzugsbehandlung in die Klinik gehen. Sollte Ihr Arzt Ihre Besorgnis nicht verstehen, wenden Sie sich an eine örtliche Suchtberatungsstelle, deren Anschrift Sie im Telefonbuch finden.

Ich weiß, dass Ihnen bei diesen Gedanken, abhängig zu sein oder gar in die Klinik zur Entzugsbehandlung zu müssen, gar nicht wohl zumute ist und Sie am liebsten diese Gedanken wegschieben würden. Tun Sie es nicht – sich selbst zuliebe. Die Sucht wird sich nicht von alleine auflösen. Jeder Tag zählt, an dem Sie sich entscheiden, sich von der Sucht zu befreien.

Sie haben die Tabletten eingenommen, weil Ihr Arzt sie Ihnen verschrieben hat, diese Ihnen zunächst geholfen haben, Sie nicht geahnt haben, dass Sie davon süchtig werden, Sie keinen anderen Weg, sich von der Angst zu befreien, gesehen haben. Jetzt wissen Sie, wie Ihre Angst entsteht, und dass es andere Möglichkeiten gibt, die Angst zu überwinden. Verschließen Sie die Augen nicht vor Ihrem neuen Wissen: Sie haben in sich selbst die Fähigkeit, nahezu alle Konflikte und Probleme ohne Tabletten – durch eine Veränderung Ihrer Einstellungen – zu lösen oder zumindest mit ihnen ruhig zu leben. Sie tragen Ihre »Beruhigungstabletten« bereits in sich und haben sie bis jetzt nicht genutzt. Der Weg aus der Abhängigkeit ist mühsam, aber er lohnt sich.

Können Medikamente eine Psychotherapie unterstützen?

Gleich vorneweg möchte ich betonen, dass es keine Medikamente gibt, die nicht auch Nebenwirkungen haben werden. Oft muss man herumexperimentieren, bis man das richtige Mittel und die richtige Dosierung gefunden hat. Außerdem kann es nach dem Absetzen der Medikamente zu einem Rückfall und Entzugserscheinungen kommen. Deshalb ist es am besten, wenn man seine Ängste – ohne Zuhilfenahme äußerer Mittel – entweder alleine oder mit Unterstützung eines Psychotherapeuten überwindet. Wenn die Ängste schon zu lange bestehen, wenn sie sehr stark sind und quasi überhaupt kein normales Alltagsleben mehr möglich ist, können bestimmte Medikamente die Psychotherapie und die ersten Schritte auf dem Weg aus der Angst unterstützen. Die Verordnung von Medikamenten gehört jedoch auf alle Fälle in die Hände eines Psychiaters. Die Medikamente sollten immer mit einer Psychotherapie kombiniert werden. Bei bestimmten Angststörungen haben sich Antidepressiva (trizyklische Antidepressiva, z.B. Tofranil oder Saroten) und die selektiven Serotonin-Wiederaufnahmehemmer (z.B. Fluctin) und sogenannte MAO-Hemmer (z.B. Jatrosom N) bewährt. Antidepressiva benötigen im Gegensatz zu Beruhigungstabletten bis zu drei Wochen, bis sie wirken, und haben anfangs starke Nebenwirkungen (Mundtrockenheit, Schwindel, Benommenheit, Kopfschmerzen, Schweißausbrüche usw.). Sie machen im Gegensatz zu Benzodiazepinen auch nicht abhängig. Bei MAO-Hemmern gilt es, eine strenge Diät einzuhalten. Auch Betablocker können eine Abnahme der Angst bewirken.

Ob und welche Medikamente zur Therapiebegleitung eingesetzt werden sollen, muss im Einzelfall entschieden und letztendlich in Zusammenarbeit mit Ihrem Arzt ausprobiert werden.

Teil II

Grundsätzliche Strategien der Angstbewältigung

10. Wie Sie Ihre Ängste überwinden können

Jetzt haben Sie zunächst einmal allgemein erfahren, wie Ängste entstehen. Nun müssen Sie sich entscheiden, ob Sie es ernst meinen damit, an Ihren Ängsten zu arbeiten.

Wir waren uns einig, dass wir nicht darauf warten können, eines Tages aufzuwachen und die Angst ist verschwunden. Dies kann und wird nicht passieren, weil unsere Gedanken und Fantasien für unsere Ängste verantwortlich sind – und Gedanken und Fantasien ändern sich nur, wenn wir sie ändern. Das ist ein Schutzmechanismus unseres Körpers. Er will damit verhindern, dass wir einmal gemachte negative Erfahrungen vergessen und uns erneut in Gefahr bringen. Leider ist der Mechanismus nicht hilfreich, wenn es um Erfahrungen geht, die nicht negativ sind, sondern die wir nur so sehen oder die uns vielleicht nur einmal im Leben begegnen oder die wir uns nur negativ ausmalen.

Im Folgenden möchte ich Ihnen einige allgemeine Strategien zur Bewältigung Ihrer Ängste vorstellen. Zunächst ist es nicht das Ziel, »keine Angst mehr zu haben«, sondern vielmehr, die Angst bewusst zu erleben, zu überprüfen, ob sie ihre Berechtigung hat, und entsprechend zu handeln.

Es wird für Sie wichtig sein, herauszufinden, wie Sie auf bestimmte Situationen in Ihrem Leben reagieren und welche Auswirkungen diese Reaktionen auf Ihre Gefühle und Ihren Körper haben. Wir werden uns zwei Bereiche anschauen:

- *Die Ursachen der Angst und Ihre Bewertungen und Fantasien*
  Unser Ziel wird sein, Ihre übertriebene Gefahreneinschätzung, den unerfüllbaren Wunsch nach 100-prozentiger Sicherheit oder Ihre Unterschätzung der eigenen Fähigkeiten zu verändern.
- *Den konkreten Umgang mit der Angst, wenn sie auftritt*
  Vorrangiges Ziel wird sein, auf neue Art und Weise auf die Angst einzuwirken. Durch Entspannungs- und Atemtechniken sowie durch hilfreiche Selbstgespräche können Sie Ihre Körperreaktionen und Ihre Angst gezielt abschwächen.

Wie können Sie sich von Ihrer Angst befreien?

Nicht alle der folgenden Strategien wirken bei allen Klienten. Sie müssen sie für sich erproben und diejenigen, die bei Ihnen nicht funktionieren bzw. Ihnen nicht liegen, durch andere ersetzen. Wir setzen bei unserer Veränderung zuallererst an Gedanken und Verhalten an. Im körperlichen Bereich können wir zunächst nur auf die Anspannung und Atmung direkt einwirken. Mit der Zeit werden sich dann auch die Angstgefühle und die anderen Körperreaktionen verändern. In den weiteren Kapiteln werde ich Ihnen dann unterschiedlichste Ängste genauer vorstellen.

Die Veränderung Ihrer Gedanken und Fantasien

Schritt 1

Zunächst ist es sinnvoll für Sie, zu überprüfen, mit welcher der drei Grundreaktionen (Kampf-, Flucht- oder Schreckreaktion) Sie im Allgemeinen in Belastungssituationen reagieren.

Deshalb führe ich hier die grundsätzlichen Gedanken, Gefühle, Körperreaktionen und Verhaltensweisen der einzelnen Reaktionstypen auf.

Suchen Sie im Folgenden Ihre häufigste Reaktionsweise heraus. Es kann auch sein, dass Sie in verschiedenen Situationen (beruflich, privat) auf völlig unterschiedliche Weise reagieren.

Der Kampftyp

Seine Gedanken
Das Leben ist ein Kampf. Man muss immer auf der Hut sein. Die anderen sind meine Feinde, sie haben etwas gegen mich. Die Welt ist ungerecht. Ich muss der Beste sein. Denen werd ich's zeigen. Denen werd ich's heimzahlen. Ich muss etwas leisten. Die wollen mich kleinkriegen. Ich darf keine Fehler machen. Ich werde nicht klein beigeben.

Seine Gefühle
Wut, Ärger, Reizbarkeit, Aggressionen

Sein Verhalten
Andere anschreien, beschimpfen, nicht untätig sein wollen, schlagen, kämpfen, protestieren, zynisch reagieren, andere abwerten, anderen nicht zuhören, Widerstand leisten, auf seinem Recht beharren, andere kontrollieren, beschützen, mit anderen konkurrieren, seine Gefühle unterdrücken, überaktiv sein, sich betäuben durch Drogen, sich überanpassen

Seine Körperreaktionen
Anfällig für Krankheiten, Appetitlosigkeit, Magenbeschwerden (zu wenig Magensäure), Verstopfung, Kopf- und Rückenschmerzen, der Blutdruck ist erhöht, der Puls beschleunigt, die Blutfettwerte und die Blutgerinnung sind erhöht.

Der Fluchttyp

Seine Gedanken
Ich bin der Situation nicht gewachsen. Ich bin unfähig, die Leistung zu erbringen. Das Leben ist sinnlos. Ich bin schlechter, dümmer … als andere. Ich kann mich nicht wehren. Es wäre schön, wenn das Leben anders wäre. Ich möchte nicht mehr leben. Ich kann mich nicht durchsetzen. Ich bin ein Versager. Die anderen können alles viel besser als ich.

Seine Gefühle
Angst, Unsicherheit im Zusammensein mit anderen, Unwohlsein, Unzufriedenheit, Nervosität, Reizbarkeit, Depression

Sein Verhalten
Flucht, Meidung von Situationen, Rückzug von anderen, Unpünktlichkeit, Unzuverlässigkeit bei Absprachen, Meidung von Verpflichtungen, abschalten, anpassen, sich betäuben durch Drogen, zwanghaftes Verhalten bei unterdrückten Fluchttendenzen, aufopferndes Verhalten, um Schuldgefühle zu unterdrücken, überstarkes Pflichtgefühl

Seine Körperreaktionen
Der Puls ist beschleunigt, Blutdruck und Blutzuckerspiegel, Blutgerinnung sind erhöht, anfällig für Krankheiten, Kopf- und Rückenschmerzen (erhöhte Muskelanspannung), Magenbeschwerden (zu wenig Magensäure), Appetitlosigkeit, Verstopfung

Da die Gedanken und Gefühle des Fluchttyps in vielen denen des Schrecktyps gleichen, ist es manchmal schwierig, sie genau einzuordnen. Während der Fluchttyp versucht zu entweichen, nimmt der Schrecktyp die Belastungen ohne Widerstand hin.

Der Schrecktyp

Seine Gedanken
Alles Neue ist gefährlich. Hoffentlich habe ich alles richtig gemacht. Ich bin hilflos. Die Welt ist ein gefährlicher Ort. Ich bin nicht in Ordnung, kann nichts, bin nichts wert. Ich bin hässlich, dick, unattraktiv. Ich mache alles falsch. Die anderen denken schlecht über mich. Es ist schrecklich, abgelehnt zu werden und zu versagen. Ich kann mich gegen Aggressionen und Konflikte nicht weh-

ren. Ich brauche andere Menschen. Das Leben ist sinnlos. Es ist schrecklich, wenn andere erkennen, wie ich wirklich bin.

Seine Gefühle
Angst, innere Unruhe, Panik, Depression, Resignation, Hoffnungslosigkeit, Lebensunlust

Sein Verhalten
Inaktivität, Weinen, kopfloses Verhalten, nicht allein sein können, über Krankheiten klagen, Angst überspielen, vermeiden von Neuem, von Risiken, sich ablenken, sich betäuben, bei Konflikten nachgeben, zurückstellen von Bedürfnissen

Seine Körperreaktionen
Konzentrationsschwierigkeiten, Denkblockaden, der Blutdruck ist zu niedrig, der Blutzuckerspiegel erniedrigt, Atembeschwerden, Erröten, Weinen, Magenbeschwerden (zu viel Magensäure, Verkrampfung der Magenmuskulatur), Verstopfung, Blähung, Kälteempfindlichkeit

Meine häufigste Reaktion in *beruflichen* Belastungssituationen ist:
. . . .
. . . .

Meine häufigste Reaktion in *privaten* Belastungssituationen ist:
. . . .
. . . .

Auf diese Reaktionen müssen Sie also bei sich gefasst sein. Sie werden auch der Angriffspunkt Ihrer Veränderung sein. Wenn Sie sich konkret mit Ihren Ängsten beschäftigen wollen, hier nun die nächsten Schritte:

Schritt 2

Nehmen Sie Ihr Arbeitsheft zur Hand. Machen Sie zuerst eine Bestandsaufnahme all Ihrer Ängste. Schreiben Sie einfach darauflos, wovor Sie sich fürchten. Die meisten Menschen haben mehrere verschiedene Angstbereiche – das ist kein Zeichen »großer Gestörtheit«. Sortieren Sie die Ängste nach Ihrer Wichtigkeit und Bedeutung für Ihr Leben. Welches ist die Angst, die Sie am meisten quält?

Schritt 3

Ordnen Sie jede Angst ins ABC der Gefühle ein. Sie müssen sich selbst davon überzeugen, dass Sie Angst haben müssen, wenn Sie so denken, wie Sie denken. Dazu benötigen Sie das ABC-Schema, das im Anhang abgedruckt ist. Am besten übertragen Sie es auf ein Blatt, das Sie kopieren, oder übertragen es in Ihr Arbeitsheft.

Beginnen Sie, sich zu beobachten, und zwar nicht nur Ihre Gefühle und Körperreaktionen (wie bisher), sondern auch Ihre Gedanken und Vorstellungsbilder. Sie können diese entdecken, indem Sie sich bewusst in die Situationen begeben, vor denen Sie Angst haben, und auf Ihre Gedanken achten. Oder aber Sie können sich die Situation in der Vorstellung ausmalen und dann auf Ihre Gedanken achten. Beantworten Sie die folgenden Fragen:

A Welches ist die Situation?
Wovor habe ich Angst? Vor welchen Situationen oder Dingen? Versuchen Sie möglichst genau zu beschreiben: bei Tieren: Größe, Farbe, Ort; bei Dingen: Raum, Größe; bei Menschen: Anzahl der Personen, welche, was müssen diese tun …? Löst schon allein der Gedanke an die Situation oder die Vorstellung der Situation Angst aus?

B Beobachtung Ihrer Gedanken (Bewertung)
Wie bewerte ich die Situation oder das Ding? Was habe ich über die Situation gedacht? Notieren Sie alle Befürchtungen und Katastrophenideen.

C Gefühle, Körperreaktionen und Verhalten
Wie fühle ich mich und wie reagiere ich körperlich? Wie verhalte ich mich? Waren es typische Kampf-, Flucht- oder Schreckgefühle?

Wählen Sie sich nun aus Ihrer Liste die Angst aus, die Sie am meisten einengt. Nehmen Sie das ABC zu dieser Angst und wenden Sie folgende Strategien darauf an.

Schritt 4

Gedankentausch (Phase 1 des Umlernprozesses)
   Überprüfen Sie Ihre Bewertungen (B) und suchen Sie nach alternativen hilfreichen Bewertungen.
   Negative Bewertungen müssen negative Gefühle wie Ängste erzeugen. Wir wollen uns nicht unter die positiven Denker mischen, alles durch die rosarote Brille sehen, sondern möglichst unsere Bewertung an den Tatsachen

orientieren. Wir wollen also wissenschaftlich vorgehen und unsere Bewertung durch Beweise belegen. Wenn wir unsere Bewertung nicht belegen können, dann ist es sinnvoll, sie zu korrigieren.

Ich werde diese übertrieben negative Bewertung auf den folgenden Seiten als unseren »Saboteur« bezeichnen. Der Saboteur zeichnet sich dadurch aus, dass er übertrieben schwarzmalt für die Zukunft, ausgehend von einem einzigen negativen Ereignis, eine negative Zukunft prophezeit, übertrieben verallgemeinert, die eigenen Fähigkeiten unterschätzt. Um den Saboteur zu überprüfen, benötigen wir Leitfragen. Beantworten Sie die Fragen schriftlich.

Frage 1

Entspricht es wirklich den Tatsachen, dass das, was ich als gefährlich ansehe, auch genau in dieser Form auftreten wird? Entspricht es wirklich den Tatsachen, dass das, was ich als gefährlich ansehe, wirklich lebensgefährlich ist? Was spricht dafür, wo sind die Beweise?

Vorsicht: Ihr Gefühl ist kein Beweis für die Gefahr. Erst denken wir, dann fühlen wir. Ihr Gefühl ist nur ein Beweis für Ihr Denken!

Frage 2

Wenn das von mir als lebensgefährlich bewertete Ereignis tatsächlich unangenehm sein könnte, wie wahrscheinlich ist es, dass dies eintritt? Ist es ein Ereignis niedriger Wahrscheinlichkeitsstufe?

Frage 3

Gibt es Möglichkeiten, das von mir als lebensgefährlich ange-sehene Ereignis zu verhindern?

Frage 4

Was wäre, wenn das von mir als lebensgefährlich bewertete Er-eignis eintreffen würde? Wie kann ich damit umgehen? Wie kann ich dann überleben? Welche Auswirkungen hat das auf mein ganzes weiteres Leben?

Denken Sie an dem Punkt weiter, an dem ängstliche Menschen für gewöhnlich ihre Vorstellung abbrechen. Wir versuchen üblicherweise, widerwärtige und unangenehme Situationen zu vermeiden. Wenn wir es jedoch vermeiden, über unsere negativen Gefühle nachzudenken oder sie durchzuarbeiten, können wir sie kaum überwinden. Denken Sie an die schlimmstmögliche Konsequenz und daran, welche Möglichkeiten Sie dann immer noch haben, damit umzugehen.

Keine Angst, das Schlimmste wird nicht automatisch eintreten, wenn Sie daran denken. Durch Ihre Gedanken wird Ihre Angst vielleicht kurze Zeit zunehmen, dann aber wieder abnehmen. Wenn bei dem Durchdenken dieser Frage Angstgefühle aufkommen, nehmen Sie sie zur Kenntnis, atmen Sie ruhig weiter und suchen Sie nach ei-ner Lösung für das schlimmstmögliche Ereignis. Es gibt sicher mehrere Lösungen, wie Sie mit der Situation um-gehen können.

Es lohnt sich, weiterzudenken. Sie werden erleichtert sein, selbst für die schlimmste Konsequenz Bewältigungs-strategien zu haben.

Hilfreich bei der Beantwortung dieser Fragen ist der Vergleich mit anderen Menschen. Fragen Sie andere, wie sie mit der vermeintlichen Katastrophensituation umgehen würden.

Frage 5

Verspüren alle Menschen vor dieser Situation Angst?

Fragen Sie ruhig auch andere, wie sie mit der vermeintlichen Katastrophensituation umgehen würden. Starten Sie eine Umfrage.

Frage 6

Was verliere ich, wenn ich nicht in die Situation gehe, die ich als gefährlich ansehe? Beruflich? Privat? Was gewinne ich, wenn ich mich in die Situation begebe und es trotz möglicher Gefahr wage? Stellen Sie eine Gewinn-und-Verlust-Rechnung für Ihre Person und Ihre Angehörigen auf.

Beispiel für die Anwendung der Fragen 1 bis 6
Frau B. beschrieb z. B. folgendes ABC der Gefühle:
A Situation: Ich bekomme eine Konzertkarte geschenkt.
B Bewertung: Bestimmt wird mir im Konzert schlecht und ich falle um. Das könnte ich nicht ertragen.
C Gefühle, Körperreaktionen und Verhalten: Angst, mir wird schwummrig, gehe nicht ins Konzert

Bei Überprüfung von **Frage 1** musste sie Folgendes feststellen: Ist es wirklich so, dass mir im Konzert schlecht werden wird und ich umfallen werde? Nein, ich weiß es nicht. Bis jetzt bin ich noch nie im Konzert umgefallen. Ich kann es ertragen, wenn es wirklich passiert.

Frage 2 hat sie so beantwortet: Bis jetzt ist mir nur einmal schlecht geworden im Konzert bei meinen rund 50 Besuchen. Es ist möglich, dass ich umfalle, aber nicht wahrscheinlich.

Frage 3: Ich kann die Gefahr nur hundertprozentig verhindern, wenn ich nicht ins Konzert gehe. Wenn ich mich entscheide, hinzugehen, kann ich vorher ausgewogen essen, mich körperlich fit halten und mich gezielt entspannen.

Frage 4 hat sie so beantwortet: Wenn mir wirklich schlecht werden sollte, kann ich den Saal verlassen und an die frische Luft gehen oder sitzen bleiben und ruhig atmen. Das ist nicht das Ende der Welt. Es ist unangenehm, aber ich kann es ertragen. Es besteht keine Lebensgefahr. Wenn das Allerschlimmste passieren würde, und ich müsste mit einer Trage aus dem Saal getragen werden, kann ich das auch ertragen. Die Menschen wissen dann von mir, dass mir schlecht geworden ist, das ist menschlich und keine Katastrophe.

Frage 5: Soweit ich weiß, freuen sich die meisten Menschen auf das Konzert und haben keine Angst. Früher hatte ich auch keine Angst.

Frage 6: Wenn ich nicht ins Konzert gehe, verschwindet zwar kurzfristig meine Angst, aber ich werde nie erfahren, ob sie überhaupt berechtigt ist. Außerdem entgeht mir die Freude, dem Konzert zuzuhören. Lieber möchte ich ins Konzert gehen und das geringe Risiko eingehen, möglicherweise umzufallen, als mein Leben lang darauf verzichten zu müssen.

Wenn Sie auch unter Angst vor dem Umfallen leiden, mag die Überprüfung der Gedanken sehr theoretisch und unglaubhaft für Sie klingen. Die Argumentation läuft Ihrer

Gedankenwelt wahrscheinlich zuwider. Lassen Sie es dennoch einfach zu, eine neue Sichtweise zu entwickeln. Ich erwarte nicht, dass Sie diese theoretische Einsicht bereits »glauben« und sie als zutreffend empfinden. Erinnern Sie sich an den Umlernprozess? Wir sind erst bei Phase 1, der theoretischen Einsicht. Das Fühlen, dass diese Einstellung richtig ist, kommt erst in Phase 4. Sie können diese Bewertung jetzt noch nicht glauben, wenn Sie sich jahrelang eingeredet haben, dass so eine Situation unerträglich ist, und die Situation immer gemieden haben.

Schritt 5

Positive Vorstellungsbilder (Phase 2 des Umlernprozesses) Machen Sie Vorstellungsübungen. Hierzu bringen Sie sich zunächst mit der Progressiven Muskelentspannung oder der Spontan-Entspannungstechnik, die ich auf den folgenden Seiten noch beschreiben werde, in einen entspannten Zustand. Dann nehmen Sie sich Ihr überarbeitetes ABC mit der neuen Bewertung der Situation zur Hand. Jetzt stellen Sie sich möglichst lebendig vor, wie Sie sich in die Situation begeben, vor der Sie bis jetzt Angst hatten, wie Sie Ihre neuen Gedanken denken und sich ruhig und entspannt fühlen.

Die Vorstellungsübung besteht immer aus:
1. der Entspannungsübung, die Sie vor Beginn der eigentlichen Vorstellungsübung machen,
2. dem Vorstellen der Situation mit den Kommentaren: Ich bin … (in der Situation)

Ich denke … (neue Gedanken)
Ich fühle … und verhalte mich … (wie Sie sich fühlen und verhalten wollen).

Beispiel für die Anwendung der Vorstellungsübung
Die Vorstellungsübung von Frau B. sieht so aus: »Ich sehe mich im Konzertsaal sitzen. Ich denke mir: Es besteht keine Gefahr. Bis jetzt ist mir nur einmal schlecht geworden. Wenn mir wirklich schlecht werden sollte, kann ich den Saal verlassen und an die frische Luft gehen oder sitzen bleiben und ruhig atmen. Selbst wenn ich zusammenklappen sollte, kann ich das ertragen. Dann wissen die Leute lediglich, dass mir schlecht war. Ich möchte mir die Freude am Konzert nicht entgehen lassen. Ich höre dem Konzert zu und bin entspannt.«

Ziel dieser Vorstellungsübung ist es, zu lernen, mit der Situation, um die bisher Ihre Katastrophenfantasien kreisten, angemessene Gedanken, Gefühle, Körperreaktionen und Verhaltensweisen zu verknüpfen.

Sie wollen von nun an trainieren, wie Sie in einer bestimmten Situation in Zukunft gerne denken, sich fühlen und verhalten möchten.

Sie malen sich quasi aus, wie Sie eine neue Rolle einnehmen: Sie sind nicht mehr der ängstliche, unsichere Mensch, sondern haben nun die Rolle eines ausgeglichenen und selbstsicheren Menschen (die Sie vielleicht früher schon einmal innehatten).

Diese Vorstellungsübung sollten Sie für jede Angstsituation 30 Tage lang jeweils dreimal täglich für zehn Minuten durchführen. Nehmen Sie sich aber nicht mehr als zwei Angstsituationen zu einer Zeit vor, lieber nach 30

Tagen den nächsten Angstbereich. Merken Sie sich, *je häufiger Sie die Vorstellungsübung machen, umso schneller ist der neue Canyon gegraben!* (Und Vorstellungsübungen machen Sie ohnehin jeden Tag – nur meist negative, so wie Sie nicht reagieren möchten.)

Die besten Zeiten für die Vorstellungsübung sind:
– Vor dem Aufstehen am Morgen
– In der Mittagspause
– Vor dem Schlafengehen
– Während jeder Wartezeit (vor der Ampel, im Stau, in einer Warteschlange)
– Bei jedem gedanklichen Leerlauf (beim Bügeln, in der Badewanne, beim Geschirrspülen)

Die Veränderung Ihres Verhaltens

Schritt 6

Werden Sie aktiv und gehen Sie ein Risiko ein. (Phase 2 des Umlernprozesses)

Handeln Sie entsprechend Ihrer neu erarbeiteten hilfreichen angemessenen Bewertung. Wenn wir lernen wollen, unsere Angst zu beherrschen, reichen theoretische gedankliche Veränderungen und Vorstellungsübungen in unserem Kopf nicht aus. Wir müssen uns auch stimmig zu unserer neuen Einstellung verhalten. Sonst bleibt unser Saboteur erhalten. Wir geben ihm recht, wenn wir uns zwar sagen »Wir brauchen keine Angst vorm Fliegen zu haben, Autofahren ist gefährlicher«, aber dennoch nicht fliegen.

Wir müssen direkt in der Situation erleben, dass unsere negative Bewertung nicht der Situation entspricht. Wir müssen uns bewusst und gezielt der Angst aussetzen. Wir müssen erfahren, dass wir uns getäuscht haben und die für furchterregend gehaltene Situation nicht gefährlich ist. Wer Angst vor dem Lift hat, muss Lift fahren. Wer Angst hat, allein zu sein, muss lernen, mit sich allein zu bleiben. Wir müssen so tun, als ob wir die Angst bereits überwunden haben, und in die Situation gehen. Dann wird die Angst verschwinden. Motto: »Wenn man etwas mit Angst tut, wird die Angst abnehmen.« Die Forderung »Ich kann erst etwas tun, wenn ich keine Angst mehr habe«, funktioniert nicht.

Tun Sie so, als ob Sie bereits keine Angst mehr haben, und Sie werden zu einem Menschen, der in dieser Situation keine Angst empfindet. Mut zu haben bedeutet nicht unbedingt die Abwesenheit von Angst, sondern auch die Fähigkeit, trotz Angst das zu tun, wovor Sie Angst haben.

Manchmal ist es sinnvoll, nicht gleich in die Situation zu gehen, vor der wir uns am meisten fürchten, sondern kleine Zwischenschritte zu machen und uns langsam anzunähern. Zu diesem Zweck erstellen wir eine Hierarchie von unseren Angstsituationen, der Schwierigkeit nach. Man ordnet die Situationen also nach dem Ausmaß der Angst in dieser Situation. Man beginnt mit der am wenigsten ängstigenden Situation und endet mit der am stärksten ängstigenden Situation. Der Betreffende darf die Situation erst verlassen, wenn seine Angst abgenommen hat. Schrittweise nähert sich der Betreffende der Situation, vor der er sich am meisten fürchtet, an. Wer Angst vor Vögeln hat, betrachtet sich beispielsweise erst Bilder von Vögeln, berührt dann Plastikvögel, dann ausgestopfte Vögel und nähert sich schließlich einem lebenden Vogel. Er verweilt so lange bei jeder Stufe, bis er sich dort ruhig fühlt. In jeder Stufe kann er prüfen, ob seine Bewertung der Situation angemessen war oder nicht.

Schritt 7

Erhöhen Sie Ihre Toleranz gegenüber der Angst.

Wir alle können lernen, unangenehme Situationen besser zu ertragen und uns an sie zu gewöhnen. Dies trifft auch auf den Angstzustand zu. Wirken bestimmte Reize immer wieder – oder ununterbrochen längere Zeit – auf uns ein, dann reagieren wir allmählich immer schwächer auf sie, bis wir schließlich ruhig bleiben. So können wir beispielsweise in Schleuderkursen lernen, beim Autofahren in Gefahrensituationen richtig zu reagieren. Gewöhnung und Erfahrung reduzieren die Angstreaktionen, und wir haben wieder mehr Wahlmöglichkeiten zu handeln. Wir können sogar lernen, objektiv gefährlichen Situationen ruhiger zu begegnen, wenn wir sie wiederholt und mit der Erfahrung, sie meistern zu können, erleben. Wir Menschen unterscheiden uns zwar darin, wie schnell wir uns an einen Zustand gewöhnen, aber jeder von uns kann sich mit der Zeit mehr daran gewöhnen.

Angst vor der Angst entsteht, wenn man z. B. sagt: »Ich kann diesen Zustand nicht aushalten. Ich bin hilflos.« Ein Schritt, die Angst vor der Angst abzubauen, besteht darin, sich zu sagen: »Ich kann diesen Zustand ertragen, solange ich nicht dadurch sterbe. Ich bin nicht in Lebensgefahr. Ich werde immer ein bisschen länger in dem Angstzustand bleiben, bevor ich Gegenmaßnahmen ergreife. Der Zustand ist nicht sehr angenehm, aber ich kann ihn aushalten.« Messen Sie die Zeitspanne, die Sie in der Situation verbleiben, und verlängern Sie sie schrittweise. Das Aufschieben der Flucht vermittelt Ihnen den Eindruck von Kontrolle. Außerdem ist es sinnvoll, zu lernen, unangenehme Gefühle kurzfristig zu ertragen, weil die langfristigen Konsequenzen positiv sind.

Konfrontationstherapie nennt sich eine weitere Methode der Angstbewältigung, die Sie jedoch nicht ohne Therapeuten einsetzen sollten. Hierbei konfrontieren Sie sich gezielt mit der am stärksten Angst auslösenden Situation und bleiben so lange in der Situation, bis Ihre Angst völlig zum Erliegen kommt. Wenn Sie zu früh abbrechen, verstärken Sie Ihre Angst höchstwahrscheinlich noch mehr. Die Methode beruht auf dem Prinzip, dass sich jede emotionale Erregung, wenn sie ihren Höhepunkt erreicht und ertragen wird, nach einer gewissen Zeit von selbst erschöpft. Sie verspüren in den Situationen Ihre Angst intensiv und erleben, dass Sie diese aushalten können.

Schritt 8

Tragen Sie alle Schritte in Ihr Arbeitsheft ein.

Viele Klienten haben zu Beginn den Eindruck, sie kämen überhaupt nicht voran. Das liegt daran, dass sie Fortschritte erst dann wahrnehmen und sich eingestehen, wenn die Angst völlig verschwunden ist. Ein Arbeitsheft hilft, sich kleine Fortschritte bewusst zu machen. Es ist unrealistisch, zu erwarten, dass Ihre Angst nach dem Lesen des Buches überhaupt nicht mehr auftaucht. Es ist unrealistisch, zu erwarten, dass Sie Ihre Angst bei der ersten Übung schon nicht mehr verspüren. Es ist unrealistisch, zu erwarten, dass Ihr Körper schon am Anfang des Übens ruhig und gelassen reagiert.

Realistisch ist zu erwarten: Der Saboteur, Ihre negative Stimme mit dem alten Programm, meldet sich und Sie reagieren anders darauf. Sie setzen Ihre neuen Gedanken dagegen. Sie sagen beispielsweise:»Ich weiß, dass du dich meldest, aber du liegst falsch. Ich kenne dich. Du willst mir erzählen, wie gefährlich die Situation ist. Das war einmal gefährlich für mich. Jetzt kann ich die Situation bewältigen. Mein Körper wird noch unruhig reagieren, aber das wird sich mit zunehmender Übung ändern.«

Diese Diskussion zwischen Saboteur und neuer Einstellung kann sich alle paar Minuten wiederholen. Möglicherweise meldet sich der Saboteur schon beim Vorbereiten auf eine Situation, vor der Sie Angst haben. Nehmen Sie ihn dann zur Kenntnis, aber folgen Sie ihm nicht. Setzen Sie Ihre neuen Gedanken dagegen:»Ich weiß, dass du dich melden wirst. Ich will dir nicht zuhören. Ich kenne meine körperlichen Symptome. Sie müssen kommen. Sie sind nur die Folge des alten Programms. Es ist besteht keine Gefahr.« Dann setzen Sie Ihre Vorbereitungen fort. Wenige Minuten später meldet sich der Saboteur wieder, und Sie geben ihm wieder Ihre neuen Anweisungen. So kann es zu vielen »Diskussionsrunden« kommen.

Der Körper reagiert noch mit all den körperlichen Symptomen, die Sie kennen, aber Sie gehen anders damit um. Sie registrieren die Symptome und lassen sie vorüberziehen, ohne sich hineinzusteigern. In Ihrem Arbeitsheft sollten Sie notieren, in welche Situationen Sie sich begeben haben, wie viel Angst Sie zu Beginn und am Ende der Situation erlebt haben, und wie lange Sie in der Situation geblieben sind.

Sie werden feststellen,

1. dass die Angst, wenn Sie in der Situation bleiben, abnimmt,
2. dass Sie mit der Zeit länger in der Situation bleiben können,
3. dass Sie mit zunehmender Übung auch schon zu Beginn weniger Angst verspüren werden.

Um Ihre Angst messen zu können, stellen Sie sich ein Angstthermometer vor, das eine Einteilung von 0 bis 100 hat. 0 bedeutet keine Angst und 100 die höchste vorstellbare Angst für Sie. Schreiben Sie sich auf, wie viel Angst-Grad in einer Situation für Sie herrschten.

Weitere hilfreiche Tipps

Tipp 1

Lernen Sie, Ihre Angst produzierenden Gedanken und körperlichen Veränderungen lediglich zu beobachten und nicht mehr als Alarmsignal zu bewerten: »Jetzt bemerke ich, dass ich mich in den Beinen zu verkrampfen beginne, jetzt halte ich die Luft an. Jetzt rede ich mir ein, dass es nicht gut gehen wird. Jetzt glaube ich, dass ich umfallen werde.«

Tipp 2

Suchen Sie sich einen *Helfer*, der Sie am Anfang Ihrer Arbeit an sich in die Situationen begleitet, Sie später aber alleine in die Situationen gehen lässt. Der Helfer sollte Sie unterstützen, in der Situation zu bleiben, bis die Angst niedriger wird, und Sie für Ihre Schritte verstärken und loben.

Tipp 3

Trinken Sie vor dem Üben möglichst keine Aufputschmittel wie Kaffee, Tee oder Cola. Eine einzige Tasse Kaffee kann eine körperliche Erregung hervorrufen, die Sie dann leicht für Angst halten.

Tipp 4

Holen Sie sich Unterstützung in einer Angst-Selbsthilfegruppe. Andere Betroffene können Ihnen Mut machen, Vorbild sein und Zweifel entkräften. Man kann sich gegenseitig helfen sowie Erkenntnisse und Strategien austauschen.

Im Anhang (siehe Seite 296) finden Sie eine Adresse, bei der Sie die Anschrift einer Gruppe in Ihrer Nähe erfragen können.

Auch im Internet finden Sie Möglichkeiten, sich mit anderen Betroffenen auszutauschen.

Wenn Sie bei einer Suchmaschine Begriffe wie »soziale Angst, Panikattacken, Angst, Angsterkrankung oder Phobie« eingeben, erhalten Sie viele Links und finden die Homepages von Betroffenen.

Tipp 5

Sollten Sie bereits an einer ambulanten Psychotherapie teilgenommen und damit nicht die Verbesserung erreicht haben, die Sie sich gewünscht hatten, dann geben Sie sich bitte nicht auf. Sie sind deshalb noch lange kein »aussichtsloser Fall.«

Möglicherweise war es nicht die für Sie geeignete Therapieform, nicht der geeignete Zeitpunkt, oder der Therapeut und Sie haben nicht harmoniert. Geben Sie sich eine neue Chance und nehmen nochmals Kontakt zu einem Psychotherapeuten auf.

Eine andere Möglichkeit, wenn Sie schon sehr lange unter Ängsten leiden und diese Ihren Alltag beeinträchtigen, ist die Behandlung in einer psychosomatischen Klinik, die sich auf die Therapie von Ängsten spezialisiert hat.

Beim PAL-Verlag – die Anschrift finden Sie im Anhang – können Sie Adressen von Verhaltenstherapeuten und verhaltenstherapeutischen Kliniken, die ähnlich wie in diesem Buch arbeiten, anfordern.

Umgang mit wiederkehrenden negativen Gedanken

Die Erarbeitung einer neuen Einschätzung der Situation, die erste Phase im Umlernprozess, kann leider nicht verhindern, dass die alten hartnäckigen, sabotierenden Gedanken immer wieder auftauchen. Haben Sie die Angst erzeugenden Gedanken bereits hinterfragt und überprüft, möchten Sie vielleicht nicht immer wieder auf sie eingehen. Außer der Möglichkeit, mit dem Saboteur zu diskutieren und die neuen Gedanken dagegenzusetzen (siehe Seite 115), gibt es noch weitere Möglichkeiten, mit dem Saboteur umzugehen und ihn zum Schweigen zu bringen.

Tipp 1

Lenken Sie sich ab.
Wenn negative Gedanken unsere Angst erzeugen, können neutrale Gedanken auch unsere Angst reduzieren. Deshalb ist Ablenkung eine geeignete Methode der Angstreduzierung. Zur Ablenkung eignen sich: lesen, einen Brief schreiben, telefonieren, sich bewusst auf die Umgebung konzentrieren und diese genau betrachten, etwas Neues nach Rezept kochen, stricken und Muster zählen, Puzzles, einfache Rechenaufgaben, Autonummern einprägen, vorüberfahrende Autos zählen, lautes Singen.

Es muss eine Beschäftigung sein, auf die Sie sich konzentrieren müssen. Wenn die Gedanken sehr hartnäckig sind und die Angst sehr stark ist, hat sich körperliche Bewegung in Kombination mit neutralen Gedanken als geeignet erwiesen. Beispielsweise können Sie tanzen oder Rad fahren und dabei singen, schnell laufen oder Liegestützen ausführen und dabei zählen. Die Bewegung hilft Ihnen dabei, die Anspannung abzubauen. Zu Beginn gelingt die Ablenkung nur für eine kurze Zeitdauer, und dann meldet sich der Saboteur wieder. Es gibt auch hier einen beständigen Wechsel zwischen Saboteur und neutralen Gedanken.

Tipp 2

Zählen Sie automatische Gedanken.

Eine andere Möglichkeit, zwar negative Gedanken zu haben, diese aber nicht so stark wirken zu lassen, sondern sich davon zu distanzieren, ist die Methode, sie einfach zu zählen. Wir begeben uns sozusagen in die Beobachterrolle und zählen unsere Gedanken. Das können wir in Form von Strichlisten machen oder indem wir beispielsweise für jeden Gedanken einen Cent oder Knopf in eine Schachtel legen. Wann wir zählen, ist abhängig von der Art unserer Angst. Neigen wir zum Grübeln und Sorgen-Machen, ist es sinnvoll, sich zwei Stunden am Tag auszuwählen, in denen wir unsere negativen Gedanken zählen.

Gibt es bestimmte Situationen, in denen wir Angst haben, können wir die negativen Gedanken während oder kurz vor dieser Situation zählen.

Ziel ist, sich die Haltung zuzulegen: »Na komm schon, du alter Saboteur, du bist entlarvt. Ich werde mich damit beschäftigen, wie häufig du mir heute wieder Katastrophen ankündigst, die es gar nicht gibt. Du kannst ruhig kommen, ich gebe dir die Erlaubnis, aber du wirst mich dieses Mal nicht lähmen. Ich mache eine Bestandsaufnahme von dir.«

Tipp 3

Unterbrechen Sie Ihre Gedanken durch Gedankenstopp.

Wir können unsere Gedanken durch das Klatschen in die Hände, durch lautes oder inneres »Stopp«-Rufen abstellen. Wenn Sie die Gedanken unterbrochen haben, entspannen Sie bewusst Ihre Muskeln und lenken Sie Ihre

Aufmerksamkeit auf neutrale oder angenehme Gedanken.

Ziel ist es, unsere Konzentration wieder bewusst auf neutrale Dinge zu lenken, beispielweise indem Sie beschreiben, was sich alles in dem Raum befindet, in dem Sie gerade stehen. Dann wird sich automatisch die Angst verringern.

Die zwei Regeln beim Gedankenstopp lauten:
1. Unterbrechen Sie durch Stopp-Rufen, sobald die negativen Gedanken auftauchen.
2. Unterbrechen Sie durch Stopp-Rufen, jedesmal, wenn die negativen Gedanken auftauchen.

Häufig gelingt es, die negativen Gedanken nur einige Minuten zu unterbrechen, und dann tauchen sie wieder auf. Das macht nichts. Manchmal treten die negativen Gedanken dann zunächst sogar gehäuft auf. Im schlimmsten Fall führen Sie ein ständiges Zwiegespräch zwischen Katastrophengedanken und neutralen Gedanken. Wenn Sie den Katastrophengedanken Platz in Ihrem Kopf einräumen, wird Ihre Angst stärker werden. *Sie können im Augenblick nicht verhindern, dass der Saboteur kommt, aber Sie können kontrollieren, wie lange er bleibt.* Jede Sekunde, Minute, Stunde, die es Ihnen gelingt, neutrale Gedanken zu haben, entfernen Sie sich mehr von Ihrer Angst.

Die Reihenfolge Ihrer Anweisungen lautet also:
Stopp – Ruhe – Entspannung und an etwas Erfreuliches oder zumindest Neutrales denken.
Sie können Ihre Gedanken auch mit der zweiten Vari-

ante des Gedankenstopps unterbrechen: Wann immer Sie an die Situation denken, vor der Sie Angst haben, unterbrechen Sie diese Vorstellung und stellen Sie sich ein Stoppschild vor, auf dem das Wort STOPP in Großbuchstaben zu lesen ist. Dann malen Sie sich aus, wie Sie rückwärts vom Stoppschild weglaufen, bis Sie etwa sechs Meter von ihm entfernt sind. Während des Entfernens werden die Buchstaben des Stoppschildes immer kleiner. Dann laufen Sie wieder auf das Stoppschild zu, bis Sie quasi mit Ihrer Nase das Stoppschild berühren. Sie können nur noch ganz verschwommen das Weiß erkennen, einzelne Buchstaben nicht mehr. Dann gehen Sie wieder rückwärts, bis Sie das Stoppschild gut und deutlich lesen können. Sagen Sie laut und deutlich »Stopp«. Stellen Sie sich dann, immer wenn Sie Ihr Gedankenkarussel unterbrochen haben, etwas Schönes vor, beispielsweise einen Spaziergang am Strand, Kuscheln am Kamin, Barfußlaufen im Morgentau. Sehen Sie die Situation ganz lebendig vor Augen und erinnern Sie sich, was Sie auf Ihrer Haut fühlen und welche Geräusche Sie hören. Je mehr Sinneseindrücke Sie in sich wachrufen, umso weiter weg kommen Sie von Ihrem Gedankenkarussel und umso besser fühlen Sie sich.

Die Wirkung dieser Variante der Gedankenstopp-Übung beruht darauf, dass wir uns nicht gleichzeitig Bilder vom Stoppschild und von der Situation, die wir mit Angst verknüpfen, vorstellen können.

Tipp 4

Unterbrechen Sie Ihre Katastrophengedanken durch folgende kleine Übung:

Wenn Sie Angst erzeugende Gedanken haben und sich angespannt fühlen, setzen Sie sich hin, stellen die Füße auf den Boden und lassen Ihre Hände mit den Handflächen nach unten auf den Oberschenkeln ruhen.

Dann klopfen Sie mit dem rechten Zeigefinger einmal auf den rechten Oberschenkel, danach mit dem linken Zeigefinger auf den linken Oberschenkel.

Klopfen Sie ungefähr zweimal pro Sekunde, ein Klopfen pro Oberschenkel.

Konzentrieren Sie sich weiter auf Ihre negativen Gedanken und Gefühle, während Sie abwechselnd den linken und den rechten Oberschenkel antippen.

Dies setzen Sie ungefähr drei Minuten fort. Danach prüfen Sie, ob Sie schon entspannter sind und ob sich Ihre negativen Gedanken geändert haben und beispielsweise neutraler geworden sind.

Wenn nicht, lassen Sie eine zweite Drei-Minuten-Einheit folgen.

Wie Sie Ihren Körper positiv beeinflussen können

Jeder Mensch sollte in seinem »seelischen Erste-Hilfe-Koffer« eine Entspannungstechnik für Notfälle bereitliegen haben.

Ich habe Ihnen im Folgenden drei Techniken aufgeführt, wobei Sie zwischen der ersten und zweiten Technik wählen können und sich die dritte Technik auf alle Fälle zu eigen machen sollten.

Strategie 1

Kontrollieren Sie Ihre Atmung

Wenn wir Angst bekommen, ändert sich unser Atemrhythmus. Wir beginnen schneller zu atmen, nehmen zu viel Sauerstoff auf und geben dennoch zu wenig an die Körperzellen ab, was zu verschiedenen körperlichen Reaktionen führt. Unsere Muskeln spannen sich stärker an, wir fühlen uns körperlich unwohl, uns wird schwindelig, wir bekommen Herzklopfen, weiche Knie, verspüren Brustschmerzen und Taubheitsgefühle, schwitzen usw. Diese Reaktionen erleben wir als bedrohlich, und dadurch wächst unsere Angst. Manche denken, sie hätten einen Herzanfall, und lassen sich sogar mit dem Notarztwagen in die Klinik fahren. Deshalb ist es dringend notwendig, um die Angst zu beherrschen, die Atmung zu kontrollieren. Atmen Sie deshalb in solchen Situationen durch die Nase und halten Sie Ihren Mund fest geschlossen. Atmen Sie ruhig. Notfalls pressen Sie die flache Hand auf den Mund. Lernen Sie generell, stärker in den Bauchraum hineinzuatmen. Das erfordert etwas Training, aber es lohnt sich.

Anleitung zur Bauchatmung

Füllen Sie Ihren Brustkorb voll mit Luft, dann atmen Sie alle Luft heraus. Nun lassen Sie den Brustkorb einfallen. Beim nächsten Atemzug füllen Sie den Bauchraum mit Luft. Der Bauchraum muss sich beim Ein- und Ausatmen stärker bewegen als der Brustkorb. Stellen Sie sich vor, Sie atmen sich einen Bierbauch an. Dann atmen Sie langsam wieder aus. Nach dem Ausatmen machen Sie eine kleine Pause. Wiederholen Sie diese Bauchatmung mehrere Minuten lang.

Eine andere Möglichkeit, sich daran zu erinnern, in den Bauchraum zu atmen, ist die folgende:

Legen Sie Ihre Hand flach zwei Zentimeter unterhalb des Nabels auf die Bauchdecke. Dann atmen Sie tief ein und stellen sich vor, wie der Atem langsam bis hinunter zu Ihrer Hand fließt und schließlich Ihre Hand hochatmet. Dann stellen Sie sich vor, wie der Atem langsam wieder über den Brustraum zurück über die Nase nach außen entweicht, und konzentrieren sich darauf, wie die Hand wieder nach unten sinkt. Wiederholen Sie diese Technik mehrere Minuten lang.

Strategie 2

Erlernen Sie die Spontan-Entspannungstechnik
Wenn wir unseren Körper schon einmal durch negative Gedanken alarmiert haben, ist es ganz sinnvoll, eine Strategie zur Entwarnung parat zu haben. Einer der Wege, sich schnell wieder zu beruhigen, ist die Spontan-Entspannungstechnik, die ebenfalls über die Atmung arbeitet. Das Zählen hilft dabei, weg von den Angst auslösenden Gedanken zu neutralen Gedanken zu gelangen.

Anleitung zur Spontan-Entspannungstechnik
Atmen Sie etwas tiefer ein als gewöhnlich. Dann atmen Sie in einer Bewegung wieder aus, ohne den Atem nach dem Einatmen anzuhalten. Wenn Sie ausgeatmet haben, halten Sie Ihren Atem für etwa sechs bis zehn Sekunden an. Finden Sie selbst heraus, welche Zeit für Sie am angenehmsten ist. Zählen Sie in Gedanken von 1001 bis 1006 oder 1010 (eintausendundeins, … eintausendundsechs).

Nachdem Sie den Atem angehalten haben, atmen Sie wieder ein, atmen in einer Bewegung wieder aus, ohne den Atem anzuhalten, und halten ihn dann für weitere sechs bis zehn Sekunden an.

Wiederholen Sie diese Atemübung für zwei bis drei Minuten bzw. so lange, bis Sie deutlich entspannter und ruhiger sind. Diese Atemtechnik funktioniert ohne Training. Ehe Sie einschlafen, machen Sie ganz automatisch diese Atemtechnik. Sie reduzieren so die Sauerstoffzufuhr, und Ihr Körper hat weniger Energie zur Anspannung.

Strategie 3

Erlernen Sie die Progressive Muskelentspannung
Bei Angst tritt immer zugleich eine Muskelanspannung oder sogar Verkrampfung auf. Da Gefühle durch die Muskelaktivität zu beeinflussen sind, kann durch eine gezielte Muskelentspannung auch die Angst verringert werden. Gleichzeitige Muskelanspannung und Muskelentspannung sind nämlich nicht möglich. Sobald wir entspannt sind, wird auch das Ausmaß unserer Erregung zunehmend geschwächt. Diese Technik der Entspannung wurde von dem amerikanischen Physiologen Jacobson entwickelt. Sie beruht auf der abwechselnden Anspannung und Entspannung der Muskulatur. Wenn Sie etwas als gefährlich einschätzen, reagiert das dem Willen entzogene Muskelsystem, der Kreislauf wird beschleunigt, das Herz schlägt schneller, der Blutdruck steigt, aber es kommt auch zur Anspannung der dem Willen unterworfenen Muskeln. Diese verkürzen sich und ziehen sich zusammen, was dann als Spannung empfunden wird. Diesen mit Angstgefühlen

verknüpften Prozess können Sie mit Entspannungstechniken umkehren. Im Gegensatz zum Autogenen Training sind Sie bei dieser Form der Entspannung aktiv dabei. Ich ziehe in meiner Praxis die Progressive Muskelentspannung dem Autogenen Training vor, weil gerade Menschen mit Ängsten besonders Schwierigkeiten beim gedanklichen Abschalten haben. Sie können sich bei der Progressiven Muskelentspannung besonders gut bewusst werden, in welchen Körperteilen Sie besonders viel Anspannung haben, und haben ein Mittel, bewusst gegen die mit der Angst verknüpften Hilflosigkeitsgefühle anzukämpfen. Indem Sie Ihre Muskeln bewusst entspannen, beruhigen Sie das autonome Nervensystem und ersetzen Ihre Angstgefühle durch Gefühle der Ruhe. Für diese Form der Entspannung benötigen Sie ein wenig Übung. Wenn Sie Kreislaufprobleme haben, fragen Sie Ihren Arzt, ob die Entspannungsübung für Sie geeignet ist.

Anleitung zur Progressiven Muskelentspannung
Nehmen Sie sich 20 bis 30 Minuten Zeit. Suchen Sie sich einen ruhigen Raum aus, wo Sie ungestört im Liegen oder Sitzen die Übung durchführen können. Dämpfen Sie unter Tage das Licht. Spannen Sie nun nacheinander jeden einzelnen Muskel Ihres Körpers, so wie unten beschrieben, etwa fünf Sekunden lang so stark an, dass Sie ein leichtes Ziehen verspüren; es soll nicht zu einer Verkrampfung kommen. Dann lösen Sie die Spannung, ohne sich dabei zu bewegen. Machen Sie sich etwa zehn Sekunden lang das Gefühl der Entspannung bewusst. Wiederholen Sie Anspannung – Entspannung, wenn Sie die Entspannung nicht gleich zum ersten Mal empfinden.

Während Sie die jeweiligen Muskeln anspannen, versuchen Sie, alle anderen Muskeln so entspannt wie möglich zu halten. Lassen Sie uns beginnen: Atmen Sie zunächst einige Male tief ein und aus und lassen Ihren Körper locker und angenehm schwer werden. Danach wandern Sie mit Ihrer Aufmerksamkeit durch Ihren Körper:

1. Ballen Sie die *rechte Faust,* zählen langsam von eins bis fünf, dann lassen Sie die Spannung los. Genießen Sie das Gefühl der Entspannung (zehn Sekunden).

2. Nun ballen Sie die *linke Faust,* zählen langsam von eins bis fünf, und dann lassen Sie wieder locker.

3. Nun spannen Sie die *Oberarmmuskeln* (Bizeps). Beugen Sie dabei die Unterarme, dass sie im rechten Winkel zum Oberarm stehen. Dann entspannen Sie wieder.

4. Spannen Sie nun die *Unterarmmuskeln* (Trizeps), indem Sie mit den Handflächen flach auf die Unterlage drücken, dann entspannen Sie wieder.

5. Runzeln Sie nun die *Stirn*. Öffnen Sie die Augen dabei ganz weit. Ziehen Sie die Augenbrauen hoch, sodass Querfalten auf der Stirn entstehen, dann entspannen Sie wieder.

6. Ziehen Sie nun die *Augenbrauen* zusammen, sodass eine senkrechte Falte über der Nase entsteht – dann entspannen Sie und glätten die Stirn.

7. Nun kneifen Sie die *Augen* ganz fest zusammen und zählen langsam von eins bis fünf, dann entspannen Sie wieder.

8. Pressen Sie nun die *Lippen* aufeinander, ohne die Zähne zusammenzubeißen, dann entspannen Sie wieder.

9. Nun drücken Sie mit der *Zunge* gegen den Gaumen, dann entspannen Sie wieder und lassen die Zunge locker im Mund liegen.

10. Beißen Sie nun die *Zähne* zusammen und entspannen dann wieder.
11. Drücken Sie nun den *Nacken* fest gegen die Unterlage oder nach hinten, dann entspannen Sie wieder.
12. Pressen Sie nun das *Kinn* fest auf die Brust, dann entspannen Sie wieder.
13. Ziehen Sie nun die *Schultern* hoch bis zu den Ohren, dann lassen Sie sie wieder fallen und entspannen sich.
14. Nun drücken Sie die *Schulterblätter* nach hinten zur Wirbelsäule hin zusammen, dann entspannen Sie wieder.
15. Nun atmen Sie tief ein, dass sich der *Brustkorb* wölbt. Halten Sie nun den Brustkorb so und atmen nur flach weiter. Dann lassen Sie den Brustkorb zusammenfallen und entspannen sich wieder.
16. Nun drücken Sie den *Bauch* heraus und halten ihn eine Weile, während Sie weiter atmen. Dann ziehen Sie den Bauch ein und entspannen wieder.
17. Wenn Sie in der Liegeposition sind, heben Sie nun das *Gesäß* ab und machen Sie ein Hohlkreuz. Beim Sitzen spannen Sie nur die Gesäßmuskeln zusammen, dann entspannen Sie wieder.
18. Spannen Sie die *Oberschenkel* an, indem Sie so tun, als ob Sie mit den Knien etwas wegdrücken wollten. (Wenn Sie liegen, müssen Sie die Beine erst anziehen und aufstellen.) Dann entspannen Sie wieder.
19. Spannen Sie die *Unterschenkel* an, indem Sie die Füße nach unten auf die Unterlage drücken, dann entspannen Sie wieder.
20. Spannen Sie die *Unterschenkel* an, indem Sie die Füße nach oben ziehen. Dann entspannen Sie wieder.

Bleiben Sie nun noch einige Minuten ganz ruhig liegen und genießen Sie die Entspannung. Gehen Sie in Gedanken noch einmal alle Muskeln durch und lockern Sie sie weiter. Fragen Sie sich: »Fühle ich noch Anspannung im Schulterbereich, fühle ich noch Anspannung im Gesäßbereich, fühle ich noch Anspannung im ...?« Dann zählen Sie vier, drei, zwei und eins. Bei eins sagen Sie sich: »Ich fühle mich wohl und erfrischt, hellwach und ruhig«, und stehen auf.

Atmen Sie bei der Übung tief, langsam und gleichmäßig aus und ein. Denken Sie am Ende der Übung beim Einatmen das Wort »ganz«, beim Ausatmen das Wort »ruhig«. Störende Gedanken lassen Sie vorüberziehen, indem Sie sich wieder auf die Entspannung konzentrieren. Später, nach der Entspannungsübung können Sie sich eingehend damit beschäftigen.

Für manche Klienten ist es hilfreich, statt das Wort »ruhig« zu denken, sich eine schöne, angenehme Situation vorzustellen. Gerade für diejenigen, die in Belastungssituationen Kampf- oder Fluchtreaktionen zeigen, ist diese Entspannung sinnvoll, da besonders die Skelettmuskulatur angespannt wird. Sie lernen durch die Übung Ihren Körper besser kennen, werden sich der Anspannung bewusst und die Übung kommt Ihrem Bewegungsdrang entgegen. Führen Sie diese Entspannungsübung täglich durch und beobachten Sie, wie sie Ihnen immer besser gelingt. Mit der Zeit werden schon die Worte »ganz ruhig« eine Entspannung auslösen. Wenn Sie möchten, sprechen Sie die Übung auf Band, oder aber Sie kaufen sich eine der im Handel befindlichen Kassetten bzw. CDs. Auf der CD

»Tiefenentspannung nach Jacobson« (siehe Anhang) finden Sie z.B. eine Kurzform der Progressiven Muskelentspannung nach Jacobson und eine gelenkte Fantasiereise (Dauer je 20 Minuten). Beide Entspannungsformen sind mit klassischer Musik untermalt.

Nutzen Sie das Prinzip der Systematischen Desensibilisierung

Die Systematische Desensibilisierung ist eine der ältesten Strategien zur Angstüberwindung. Im Gegensatz zur Technik der Vorstellungsübung geht es hierbei nicht darum, sich eine neue Verhaltensweise und neue Gedanken vorzustellen, sondern nur darum, gezielt Entspannung einzusetzen.

Die Systematische Desensibilisierung basiert auf der Tatsache, dass Sie irgendwann einmal gelernt haben, auf einen bestimmten Reiz automatisch und irrational mit Furcht zu reagieren. *Ziel ist es nun, zu lernen, ohne Angst auf diese Reize zu reagieren.* Sie beruht auf dem Prinzip, dass es für uns unmöglich ist, gleichzeitig Angst, Anspannung und Entspannung zu verspüren. In der Systematischen Desensibilisierung konfrontieren Sie sich in kleinen Schritten mit der befürchteten Situation. Für das Durchführen der Systematischen Desensibilisierung benötigen Sie:
1. die Fähigkeit, sich bewusst und gezielt zu entspannen,
2. eine Hierarchie von Situationen, geordnet nach der Intensität, mit der Sie Ihre Ängste verspüren.

Es gibt zwei Formen der Systematischen Desensibilisierung:

- Systematische Desensibilisierung in der *Realität:* Sie begeben sich in die Situationen, vor denen Sie Angst haben.
- Systematische Desensibilisierung in der *Fantasie:* Sie stellen sich vor, wie Sie sich in der Situation befinden, vor der Sie sich fürchten.

Der Vorteil der Systematischen Desensibilisierung in der Vorstellung liegt darin, dass Sie beliebig viele Abstufungen in der Hierarchie einbauen können, weil Sie die Vorstellungen steuern. So ist es z.B. bei einer Hundephobie schwer, zu steuern, wie weit ein Hund, der nicht an der Leine ist, herankommt. Außerdem ist es erheblich billiger, bei einer Flugphobie in der Vorstellung seine Angst vor dem Fliegen abzubauen, als eine Menge Flugtickets zu kaufen.

Wie Sie die Systematische Desensibilisierung durchführen

Bevor Sie beginnen: Nehmen Sie sich die Systematische Desensibilisierung für einen Zeitpunkt vor, an dem Sie unter keiner großen beruflichen oder privaten Belastung stehen.

Wählen Sie unter den möglicherweise zahlreichen Ängsten einen bestimmten Angstbereich aus, an dem Sie zuerst arbeiten wollen, z.B. die Angst vor Hunden,

Angst vor Ablehnung, Angst, Nein zu sagen, Angst vor Höhen.

Schritt 1

Formulieren Sie eine Hierarchie von Situationen, vor denen Sie sich Angst machen. Hilfreich ist dabei ein Angstthermometer. Mit ihm schätzen Sie ein, wie stark die Angst ist, die Sie in einer bestimmten Situation verspüren. Die Skala des Thermometers reicht von 0 (keine Angst) bis 100 (extreme Angst, die nicht schlimmer werden kann). Indem Sie die Angst in den einzelnen Situationen auf dem Angstthermometer anordnen, erhalten Sie die Hierarchie. Die Angsthierarchie soll zwischen zwölf und zwanzig Stufen enthalten.

Beispiel für eine Angsthierarchie bei Flugangst
 1. Flugkarte buchen
 2. Zum Flughafen fahren
 3. Zum Schalter gehen und Koffer abgeben
 4. Sperre passieren
 5. In den Zubringerbus steigen
 6. Zum Flugzeug fahren
 7. In das Flugzeug einsteigen
 8. Auf dem Sitz Platz nehmen
 9. Sicherheitsgurt anlegen
10. Die Motoren werden gestartet.
11. Das Flugzeug rollt zur Startbahn.
12. Die Maschine rollt an.
13. Die Maschine hebt ab.
14. Der Steilflug beginnt.

15. Die Maschine liegt in der Kurve.
16. Die Maschine ist auf ihrer Flughöhe, die Sitzgurte werden gelöst.
17. Der Pilot meldet eine Schlechtwetterlage, kündigt Turbulenzen an.
18. Landeanflug, das Rauchen wird eingestellt.
19. Die Maschine verlangsamt.
20. Notlandung.

Schritt 2

Nun schreiben Sie die Situationen auf Karteikarten und ordnen sie der Stärke auf dem Angstthermometer nach. Beginnen Sie bei 0. Nun sollten je eine Situation bei 5, bei 10, bei 15 und 20 Punkten zu finden sein. Sollten Ihnen Zwischenschritte fehlen, füllen Sie die Lücken. Wichtig ist, dass die Abstände zwischen zwei Situationen nicht zu groß sind. Ab 20 Punkten sollten die Situationen jeweils in Zehner-Abständen aufgeführt werden. Am Schluss steht die schlimmste Situation, die passieren kann: das Flugzeug macht eine Notlandung, alle Zuhörer verlassen während Ihres Vortrags tatsächlich lachend den Raum, Ihnen wird im Kaufhaus schlecht usw.

Die Hierarchie sollte möglichst genaue Angaben enthalten:
– Höhe (bei Höhenangst): im 3., 4., 5., … 15. Stock auf dem Balkon stehen.
– Größe (bei Hundephobie): Der Hund ist ein Dackel, ein Boxer, ein Schäferhund, ein Bobtail.
– Zeit (bei Angst vor dem Busfahren): Sie fahren eine halbe Stunde, eine Stunde, … zwei Stunden mit dem Bus.

– Menschenmenge (bei Angst vor vielen Menschen): Im Saal sind ein Mensch, fünf, zehn, … 50 Menschen.
– Entfernung (bei Platzangst): Sie begeben sich einen Meter, zehn Meter, 50 Meter … einen Kilometer von zu Hause weg.

Am Anfang ist es womöglich nicht ganz einfach, eine Hierarchie zu erstellen, aber Sie werden es lernen. Manchmal ist es hilfreich, sich vorzustellen, Sie seien ein Fotograf oder Filmregisseur, der die Kameraeinstellung zu wählen hätte.

Schritt 3

Entscheiden Sie sich, ob Sie in der Fantasie oder Realität üben wollen. Ich empfehle gewöhnlich erst die Übung in der Vorstellung, um die Sicherheit zu gewinnen, und danach die Übung in der Realität.

Wenn Sie gut darin sind, sich die Situationen, vor denen Sie Angst haben, lebendig vorzustellen, ist die Systematische Desensibilisierung in der Fantasie ein schneller Weg, sich von seinen Ängsten zu befreien. Bedingung ist, dass Sie sich Karteikarten angelegt und die einzelnen Situationen darauf möglichst genau mit allen Einzelheiten beschrieben haben.

Außerdem sollten Sie eine Entspannungsübung beherrschen und Ihre Angstreaktionen (Muskelanspannung, innere Unruhe …) bewusst erkennen können. Nutzen Sie hierzu die Progressive Muskelentspannung (siehe Seite 126 ff.) und die Spontan-Entspannungstechnik (siehe Seite 125 f.).

Schritt 4

Beginnen Sie mit dem Training.

Systematische Desensibilisierung in der Fantasie

— Setzen oder legen Sie sich in einem ruhigen Raum bequem hin, sodass jeder Teil Ihres Körpers abgestützt ist.
— Legen Sie Ihre Karteikarten vor sich, die leichteste Stufe zuoberst. Machen Sie die Entspannungsübung.
— Nun stellen Sie sich die erste Szene lebendig mit allen Einzelheiten etwa eine halbe Minute lang vor.
— Beim ersten Anzeichen von Spannung unterbrechen Sie die Szene und konzentrieren sich wieder auf die Entspannung.
— Wenn Sie wieder entspannt sind, stellen Sie sich die erste Szene erneut vor. Wechseln Sie zwischen Szene und Entspannung hin und her, bis die Gefühle der Angst und des Unbehagens abgeschwächt sind. Wenn Sie sich die Angstsituationen dreimal hintereinander fünf bis zehn Sekunden ohne ein Gefühl vermehrter Unruhe vorstellen können, dann haben Sie es geschafft. Gehen Sie dann zur nächsten Situation in der Hierarchie über.
— Beenden Sie Ihre Übungen nie mit einer Stufe, auf der Sie noch Angst verspüren.

Eine halbe Stunde Training zwei- bis dreimal pro Woche ist genug. In der folgenden Sitzung beginnen Sie jeweils mit der Stufe, die Sie in der Sitzung zuvor bereits erfolgreich bewältigt haben. Beschränken Sie sich in der Vorstellung auf die Situationen, die Sie in der Hierarchie formuliert haben. Entdecken Sie, dass Sie in der Hierarchie

Situationen, die wichtig sind, vergessen haben, unterbrechen Sie die Übung und formulieren Sie die Hierarchie neu. Es kann sein, dass Sie sich die Situationen 15 bis 20 Mal vorstellen müssen, bis Sie entspannt dabei bleiben können. Lassen Sie sich davon nicht einschüchtern. Was zählt ist, dass Sie eine effektive Strategie haben, mit der die Angst einfach mit der Zeit verschwinden muss.

Sollten Sie trotz mehrfacher Wiederholung kein Nachlassen der Spannung verspüren, könnte es sein, dass
– die Schritte zwischen den einzelnen Hierarchiepunkten zu groß sind,
– Sie sich zwischen den einzelnen Szenen nicht genügend entspannt haben.

Gehen Sie dann wieder zur bereits angstfreien vorhergehenden Stufe zurück und suchen Sie zwischen diesen beiden Stufen eine Zwischenstufe. Erreichen Sie dennoch keine Entspannung, wählen Sie sich eine andere Situation. Ziel der Desensibilisierung in der Fantasie ist es, dass die Spannung einer bestimmten Szene gegenüber mit jeder Übung nachlässt und Sie sich die Situation länger ohne Angstreaktion vorstellen können. Das Hauptziel ist, die Situation später in der Realität ohne Angst zu erleben.

Systematische Desensibilisierung in der Realität
– Begeben Sie sich direkt in die Situation, die in der Angsthierarchie auf der niedrigsten Stufe steht.
– Setzen Sie in der Situation eine Entspannungsstrategie ein, und zwar so lange, bis Ruhe einkehrt. Dann kön-

nen Sie die Situation verlassen. Falls Sie vorher abbrechen, gehen Sie nach einer Phase der Beruhigung sofort wieder in die Situation. Bleiben Sie dann darin, bis die Angst nachlässt.

- Wiederholen Sie diese Übung, bis Sie sich dreimal hintereinander in der Situation entspannt oder weniger angespannt gefühlt haben. Sie können die Übung sofort, später am selben Tag oder auf mehrere Tage verteilt durchführen. Wichtig ist, dass Sie keine allzu großen Zeitspannen zwischen den Therapiephasen verstreichen lassen (nicht mehr als zwei bis drei Tage Pause dazwischen).

- Gehen Sie dann zur nächsten Hierarchiestufe und wiederholen Sie das Vorgehen. Wenn Sie auf dieser Stufe dreimal hintereinander entspannt waren, nächste Stufe.

- Brechen Sie das Training niemals auf einer Stufe ab, bei der Sie immer noch mit Angst reagieren. Gehen Sie stattdessen dann lieber, wenn Sie das Training für den Tag beenden wollen, eine Stufe zurück, die Sie bereits ohne Angst erleben können, und machen Sie diese Übung mehrmals zum Abschluss.

- Trainieren Sie täglich nicht länger als 30 bis 60 Minuten.

- Wenn Sie Trainingspausen eingelegt haben, oder aber sich generell nicht so wohl fühlen, gehen Sie ein bis zwei Hierarchiestufen zurück, um wieder Sicherheit zu bekommen.

Den Körper durch Ernährung und Bewegung unterstützen

Bei Menschen, die jahrelang unter Ängsten leiden, machen sich diese Ängste mit der Zeit auch in der Art der Ernährung und Bewegung bemerkbar. Sie bringen oftmals kaum noch die Kraft auf, für eine gesunde Ernährung zu sorgen. Sie versuchen, sich durch Alkohol, übermäßiges und oftmals sehr kalorien- und zuckerhaltiges Essen (Schokolade, Kekse und Ähnliches), und durch Zigarettenrauchen zu beruhigen. Aus Angst vor den körperlichen Reaktionen und der Angst verzichten sie auf sportliche Aktivitäten, was wiederum dazu führt, dass ihr Kreislauf eher instabil ist.

Wenn Sie Ihre Angst überwinden und generell besser für Ihren Körper und Ihre Seele sorgen wollen, dann sollten Sie folgende Verhaltensweisen in Ihren Alltag einbauen und auf schlechte Angewohnheiten zu verzichten.

1. Sorgen Sie für ausreichend Flüssigkeitszufuhr. Trinken Sie zwei bis drei Liter Flüssigkeit täglich – am besten Mineralwasser, Kräuter- und Früchtetee und frisch gepresste Obstsäfte.
2. Genießen Sie Alkohol, Kaffee und Schwarztee nur in kleinen Mengen. Sie führen zur Blutdruckerhöhung und Gefäßverengung.
3. Hören Sie mit dem Rauchen auf.
4. Reduzieren Sie den Konsum von Fabrikzucker, denn dieser führt zunächst zum Anstieg des Blutzuckerspiegels. Wenn der Zuckerspiegel dann unter den Normalwert sinkt, entsteht eine Unterzuckerung, die mit

Kreislaufveränderungen einhergeht. Wenn Sie unter Ängsten leiden, können Sie dies als beunruhigend erleben. Hoher Zuckerkonsum stellt zudem einen Risikofaktor für Diabetes dar.

5. Ernähren Sie sich nach der Mittelmeerdiät mit viel frischem Obst, Gemüse, Olivenöl, Rapsöl, magerem Fleisch und Fisch, Milchprodukten und Nüssen.

6. Sorgen Sie für regelmäßige Bewegung. Besonders wohltuend sind gleichförmige Bewegungsabläufe wie: spazieren gehen, Walking, Rad fahren. Bewegung gibt Ihnen wieder Vertrauen in Ihren Körper, stabilisiert Ihr Kreislaufsystem und wirkt sich positiv auf Ihre Stimmung aus. Gut wäre es, wenn Sie sich zwei- bis dreimal die Woche für mindestens 30 Minuten Zeit dafür nehmen. Fangen Sie langsam an und steigern Sie sich dann. Und belohnen Sie sich für jedes Mal, an dem Sie sich daran »gewagt« haben, Ihren Körper wieder zur Arbeit zu animieren.

Wie Sie mit Erwartungsangst umgehen können

Wir haben bereits festgestellt, dass unser Körper auf Vorstellungen genauso reagiert wie auf tatsächliche Ereignisse. Besonders Menschen, die unter Ängsten leiden, haben sich angewöhnt, sich im Alltag in der Fantasie sehr häufig oder gar ununterbrochen mit Ereignissen zu beschäftigen, die sie als Katastrophen ansehen. Vor ihrem inneren Auge läuft beständig ein Katastrophenfilm ohne

Happy End ab. Sie erzeugen dadurch eine Erwartungs-angst.

Genauso wie uns der Saboteur durch sein Auftauchen immer wieder verunsichern kann, können dies unsere Katastrophenbilder. Auch hier können wir wieder bewusst dagegen arbeiten und ihnen Einhalt gebieten.

Tipp 1

Überprüfen Sie Ihren Katastrophenfilm, Ihre Vorstellungsbilder.
Überprüfen Sie, inwieweit sie den Tatsachen entsprechen. Auch hier gilt das Gleiche wie für die Gedanken. Wie bei den Gedanken können die Bilder daraufhin überprüft werden, ob sie tatsächlich berechtigt sind, wie wahrscheinlich die fantasierte Katastrophe ist, was passieren würde, wenn die fantasierte Katastrophe tatsächlich eintreffen würde.

Es sind nur Vorstellungen von Ereignissen sinnvoll, die wahrscheinlich sind, und gegen die wir etwas unternehmen können. Über Unwahrscheinliches, Unkontrollierbares nachzudenken ist eine Verschwendung unserer Energie.

Tipp 2

Unterbrechen Sie Ihre Vorstellungsbilder mithilfe des Gedankenstopps oder indem Sie sich ein Stopp-Schild vorstellen (siehe dazu Seite 120 f.).
Vergleichbar der Unterbrechung von Gedanken können wir auch unsere Fantasien durch das Klatschen in die

Hände, durch lautes oder inneres Stopp-Rufen abstellen. Manchmal treten die Vorstellungen dann zunächst gehäuft auf. Wenn Sie Ihre Vorstellung unterbrochen haben, entspannen Sie bewusst Ihre Muskeln und lenken Ihre Aufmerksamkeit auf neutrale oder angenehme Bilder.

Unterbrechen Sie sobald und jedesmal, wenn die Katastrophenvorstellung auftaucht. Auch wenn die Katastrophenvorstellung immer wieder auftaucht, unterbrechen Sie sie immer wieder durch Stopp-Rufen und eine neutrale Vorstellung. Wichtig ist, sie zu unterbrechen und zu verhindern, dass sie sich ausbreitet. Die Reihenfolge lautet: Gedankenstopp – Ruhe – Entspannung – neutrale Vorstellung.

Tipp 3

Unterbrechen Sie Ihren Katastrophenfilm, indem Sie mit Ihrem Zeigefinger abwechselnd auf den rechten und linken Oberschenkel klopfen – so wie wir es auf Seite 122 f. besprochen haben.

Tipp 4

Ersetzen Sie die unangenehme negative Vorstellung durch eine angenehme, positive Vorstellung.

Stellen Sie sich jedes Mal, wenn Sie ein Ereignis als eine Katastrophe ansehen, vor, an einem angenehmen Ort oder in einer angenehmen Situation zu sein.

Viele Menschen wählen Szenen wie auf einer saftigen Wiese zu liegen, sich in der warmen Sonne zu rekeln, vor einem knisternden Kamin zu sitzen. Stellen Sie sich die Situationen so konkret wie möglich vor: was Sie hören, riechen, schmecken, sehen, spüren. Je mehr Sinnesebenen Sie ansprechen, umso besser ist es für Sie, umso deutlicher spüren Sie die Entspannung in Ihrem Körper.

Tipp 5

Malen Sie sich aus, wie Sie die fantasierte Katastrophensituation erfolgreich bewältigen (Bewältigungsvorstellung).

Die meisten Klienten mit Angstproblemen stellen sich in der Fantasie vor, wie sie in der gefürchteten Situation von Angst überwältigt werden und nie mehr aus der Situation herauskommen. Sie trainieren quasi immer wieder ihre Angstzustände.

Um Ihre Angst in den Griff zu bekommen, müssen Sie sich vorstellen können, dass Sie sie in den Griff bekommen. Malen Sie sich deshalb lebendig aus, wie Sie sich in der für Sie Angst auslösenden Situation befinden, mit Ihrer Angst umgehen und die Situation bewältigen können.

Stellen Sie sich beispielsweise vor, wie Sie die Entspannungsübung machen und in der Situation bleiben, oder wie Sie sich Selbstinstruktionen geben: »Wenn ich ängstlich werde, spreche ich zu mir: ›Bleib in der Situation, die Angst wird schwächer. Kein Grund zur Panik. Beobachte nur, bewerte nicht. Du hast nur einen Angstanfall, und er wird genauso vorübergehen wie jedesmal‹.« Sie sind in der Kontrolle Ihres Körpers und können ihm befehlen, in der Situation zu bleiben, in die Situation zu gehen oder zu flüchten.

Tipp 6

Inszenieren Sie Ihren Katastrophenfilm neu.

Vielleicht gelingt es Ihnen nicht immer, Ihre negativen Fantasien zu stoppen. Dann haben Sie noch eine weitere Möglichkeit, Ihre Angst abzubauen, die durch diese Fantasien erzeugt wird. Ebenso wie ein Filmregisseur durch unterschiedliche Kameraeinstellungen mit unseren Gefühlen »spielen« kann, können wir dies auch bei uns selbst. Je nachdem, wie wir uns die zukünftige Situation ausmalen (in welchen Farben, in welcher Größe …), verspüren wir mehr oder weniger große Angst, d. h., Sie können Ihre Angst reduzieren, indem Sie Ihre Bilder verändern. Da jeder Mensch unterschiedlich auf Bilder reagiert, müssen Sie zunächst einmal herausfinden, welche Merkmale bei Ihnen besonders intensive Gefühle auslösen. Variieren Sie deshalb einmal bewusst folgende Einstellungen in Ihrem Katastrophenfilm:

— Variieren Sie die *Farbe:* Spielen Sie den Film in Ihrem Kopf einmal in Schwarz-Weiß und einmal in Farbe.
— Variieren Sie die *Helligkeit:* Sehen Sie den Film einmal ganz dunkel und einmal ganz blass.
— Variieren Sie die *Bildgröße:* Sehen Sie die Situation einmal in Großaufnahme und einmal in kleiner Bildgröße.
— Variieren Sie den *Abstand:* Sehen Sie die Situation einmal ganz nahe und einmal ganz klein in der Ferne, sodass Sie kaum etwas erkennen können.
— Variieren Sie die *Bildschärfe:* Sehen Sie den Film einmal ganz scharf und einmal verschwommen.
— Variieren Sie, ob Sie im Film als *Darsteller* zu sehen sind oder den Film als *Zuschauer* betrachten.

Wenn Sie herausgefunden haben, womit Sie Ihre Angst besonders stark hervorrufen, können Sie dieses Wissen nutzen, um die Erwartungsangst zu lindern. Verändern Sie, wann immer Sie sich Angst vor einer Situation machen, Ihre Fantasievorstellung entsprechend. Vielen meiner Klienten hilft es beispielsweise, sich die Situation verschwommen und aus der Ferne vorzustellen. Außerdem finden sie es weniger bedrohlich, wenn sie als Beobachter auf die Situation schauen, als wenn sie sich selbst in der Situation sehen.

Tipp 7

Stellen Sie sich vor, wie Sie die unangenehme Situation überlebt haben. (Zeitverschiebung)

Wenn wir wegen einer bestimmten Situation Angst haben, hilft es uns bisweilen, uns die Situation in sechs Monaten, in einem Jahr oder in mehreren Jahren auszumalen. Dadurch können wir die Situation meist aus größerer Distanz betrachten, d.h. die Bedeutung der Gefahr anders bewerten.

Fortschritte, Rückschläge, auf der Stelle treten

Fortschritte

Wenn Sie beginnen, an Ihrer Angst zu arbeiten, ist es ganz wichtig, auch genau zu erkennen, wann Sie Fortschritte machen. Selbst hier kommt es auf die Bewertung an.

Wenn Sie Fortschritte nicht als Fortschritte erkennen oder gar als Rückschritte deuten, fühlen Sie sich auch, als ob Sie keinen Fortschritt machen würden. Deshalb Augen auf. So sieht der Fortschritt aus:

1. Handeln und ein Risiko eingehen
Sie geben Ihre Meidung auf und begeben sich mit Angst in die Situation.

2. Angst aushalten
Sie bleiben in der Situation, bis die Angst nachlässt, anstatt zu flüchten.

3. Ursache und Wirkung
Sie erkennen, warum Sie in einer bestimmten Situation Angst haben mussten. Es ist Ihnen klar, Sie mussten Angst haben, weil Sie Ihren Katastrophenfilm und die negativen Gedanken abgespult haben.

4. Dauer
Sie begeben sich in die Situation, und Ihre Angst tritt auf, aber klingt im Vergleich zu früher schneller ab.

5. Intensität
Sie begeben sich in die Situation, und Ihre Angst ist weniger intensiv. Sie haben weniger körperliche Beschwerden.

6. Häufigkeit
Ihre Angstgefühle treten nicht mehr so häufig auf wie noch vor einiger Zeit.

7. Widerspruch zwischen Kopf und Bauch

Sie sagen sich Ihre neuen hilfreichen Gedanken und fühlen Ihre alten Angstgefühle.

8. Diskussion zwischen Saboteur und neuer Einstellung

Ihre alten negativen angstauslösenden Gedanken liegen im Widerstreit mit den neuen gesunden, hilfreichen Einstellungen.

Achtung: Fortschritt heißt nicht, überhaupt keine Angst mehr zu haben. Sie verdienen Lob und Belohnung, das Risiko eingegangen zu sein und nicht mehr zu vermeiden. Ihre Fortschritte werden immer größer werden. Es gibt Tage, an denen es gut läuft und Ihre Angst kaum noch Revier hat, und Tage, an denen Sie denken, gar keinen Fortschritt gemacht zu haben. *Lenken Sie Ihren Blick auf jeden einzelnen kleinen Fortschritt, den Sie machen. Jeder einzelne Sieg über die Angst zählt und festigt den neuen Canyon!*

Rückschläge

1. Es wird Rückfälle geben. Das bedeutet nicht, dass Sie Ihrer Angst ausgeliefert sind. Wie bei der Veränderung aller Gewohnheiten gibt es auch bei der Veränderung der Gewohnheit, mit Angst zu reagieren, Rückfälle. Das alte Programm siegt. Wir meiden plötzlich die Situation oder bekommen in einer Situation eine Angstattacke, nachdem lange Zeit keine mehr aufgetreten ist. Lassen Sie die Attacke kommen. Sie wissen, wie man mit ihr umgeht: sie akzeptieren als Signal des alten Programms – Entspannung – in der Situation bleiben. Setzen Sie alle bewährten

Strategien ein. Lesen Sie in Ihrem Angsttagebuch. Machen Sie ABCs von den Situationen, in denen Sie Angst erleben, und erarbeiten Sie sich hilfreiche Gedanken. Setzen Sie Entspannungs- und Atemtechniken ein. Lassen Sie keine Meidung aufkommen, sondern gehen Sie gezielt wieder in die Situationen. Sie werden es wieder packen. Keine Angst: Sie werden nicht so lange wie beim ersten Mal brauchen, die Angst zu überwinden. Wenn Sie in Therapie waren, können Sie auch ein Beratungsgespräch mit Ihrem Therapeuten vereinbaren.

2. *Vermeiden Sie Selbstabwertungen wie: »Du solltest keine Angst mehr haben.«* Viele Klienten nutzen leider das in der Therapie erworbene Wissen, dass sie durch ihre eigenen Gedanken die Angst auslösen, dazu, sich selbst unter Druck zu setzen und zu verurteilen: »Ich darf nicht mehr negativ denken. Ich sollte keine Angst mehr haben.« Denken Sie an den Umlernprozess, das theoretische Wissen um die Zusammenhänge lässt die Angst noch lange nicht verschwinden. Ihre Angst wird so lange auftauchen, bis das neue Programm stärker als das alte ist.

3. *Akzeptieren Sie, dass Sie Ihre Ängste stärker spüren, wenn Sie in einer Krise sind* (Trennung, Mobbing am Arbeitsplatz, Konflikte mit der Familie, finanzielle Probleme) oder bei körperlicher Erschöpfung und Krankheit. Außerdem werden Sie weniger Kraft haben, sich Ihren Ängsten entgegenzustellen.

4. *Wenn Sie eine Angst überwunden haben, bedeutet das nicht, dass Sie nie mehr eine bekommen können.* Bei neuen Problemen können sich neue Reaktionen einstellen (beispielsweise, wenn die Kinder aus dem Haus gehen, Sie eine neue Stelle antreten, wenn Sie sich scheiden lassen,

in Rente gehen, eine schwere Krankheit haben). Ein Unterschied besteht jedoch: Sie können gleich anders damit umgehen, da Sie jetzt wissen, wie Angst entsteht, und wie man sie überwindet.

Auf der Stelle treten

Und wenn trotz allem nichts vorangeht? Dann müssen wir uns noch einmal anschauen, ob vielleicht das Risiko einer Neuorientierung zu groß für Sie ist und Sie lieber Ihre negativen Verhaltensweisen beibehalten wollen. Vielleicht haben Sie Angst vor der Verantwortung, Angst, Fehler zu machen, oder Angst vor Ablehnung? Vielleicht wollen Sie nicht auf das Mitgefühl der anderen, darauf, dass diese die Probleme für Sie lösen, deren Zuwendung und Beschützung verzichten?

Häufig bilden derjenige, der Angst hat, und der Helfer ein Team, bei dem beide mehr gewinnen als verlieren. Der »Hilflose« erwartet Hilfe, erhält sich die Hilfe, indem er dem Helfer ein schlechtes Gewissen macht. Er vermittelt die Einstellung: »Weil ich Angst habe, kann ich nicht … Also musst du es tun. Du darfst mich nicht verlassen. Ich brauche dich.«

Der »Helfer« gibt Hilfe, fühlt sich als Retter, kann gleichzeitig über die Belastung durch den »Hilflosen« klagen. Wenn nun der »Hilflose« plötzlich die Hilfe nicht mehr benötigt, kommt das Gleichgewicht ins Wanken. Häufig beginnt dann der »Helfer« dessen Veränderung zu sabotieren. Er möchte, dass sein Partner wieder so wie »früher« ist. Früher war der Partner zwar hilflos, aber auch pflegeleicht. Er hat keine eigenen Ansprüche gestellt, keine Bedürfnisse geäußert und es nicht auf einen Konflikt ankommen lassen.

Prüfen Sie, ob Sie zurzeit vielleicht noch mehr gewinnen als verlieren, dadurch, dass Sie Angst haben. Wann immer Sie sich entscheiden, die Angst aufzugeben, können Sie wieder zu dem Buch zurückkehren. Legen Sie es im Augenblick beiseite. Jeder Mensch beginnt erst etwas zu verändern, wenn er sich durch die Änderung etwas Positives erhofft oder ohne Veränderung etwas »Schlimmes« passiert.

Wenn Sie sich dafür entscheiden, die Ängste überwinden zu wollen, aber über die Strategien in diesem Buch hinaus noch Unterstützung benötigen, dann wenden Sie sich bitte an einen Psychotherapeuten in Ihrer Nähe. Er ist dafür da, Sie auf Ihrem Weg aus der Angst zu begleiten.

Teil III

Grundformen der Angst

11. Angst und ihre Erscheinungsformen

In Teil III wollen wir uns nun detailliert mit den einzelnen Erscheinungsformen der Angst und den konkreten Strategien der Bewältigung befassen. Zunächst möchte ich Ihnen die am häufigsten vorkommenden Angststörungen einmal kurz im Überblick vorstellen.

Phobische Störungen

Phobische Störungen sind Störungen, bei denen die Angst sich auf konkrete, eigentlich ungefährliche Situationen bezieht. Die Situationen werden gemieden oder mit Furcht ertragen. Die wichtigsten Formen sind die folgenden:

Platzangst (Agoraphobie) ohne Panikstörung
Betroffene haben Angst vor Situationen, in denen eine Flucht nur sehr schwer möglich oder keine Hilfe verfügbar ist. Sie haben Angst, das Haus zu verlassen, Geschäfte zu betreten, in Menschenmengen und auf öffentlichen Plätzen zu sein, allein mit Bahn, Bus oder Flugzeug zu reisen. Sie versuchen, die Angst zu vermeiden, indem sie die entsprechenden Situationen vermeiden. Im Laufe der Zeit wird das Leben der Betroffenen deshalb immer mehr eingeschränkt.

Platzangst (Agoraphobie) mit Panikstörung
Häufig tritt die Agoraphobie in Verbindung mit Panikattacken auf. Die Betroffenen verspüren körperliche Beschwerden wie z.B. Herzklopfen, Schweißausbrüche,
Atembeschwerden, Beklemmungsgefühle, Schwindel, Un-
wirklichkeitsgefühle, Hitzewallungen oder Kälteschauer,
Todesangst.

Sie beginnen, die Situationen zu vermeiden, aus denen
sie glauben, nicht fliehen zu können, und wo es im Falle
eines Panikanfalls keine Hilfe gäbe.

Eine Entlastung und das Nachlassen der Angst verspüren sie beispielsweise, wenn andere Menschen dabei sind
oder wenn ein Arzt in der Nähe ist.

Spezifische Phobie
Hierzu zählen Ängste, die sich auf eng umschriebene
Situationen beziehen, wie Angst vor bestimmten Tieren,
Höhen, Donner, Dunkelheit, vor dem Fliegen, vor ge-
schlossenen Räumen, vor dem Zahnarzt. Auch hier kann
die Angst von körperlichen Beschwerden wie bei einer
Agoraphobie begleitet sein.

Betroffene versuchen meist, die entsprechenden Situationen zu vermeiden.

Soziale Phobie
Betroffene haben Angst vor der Bewertung durch andere
Menschen. Sie befürchten, sich peinlich oder ungeschickt
zu verhalten, sich zu blamieren und abgelehnt, kritisiert
oder als Versager angesehen zu werden. Sie haben ein
niedriges Selbstwertgefühl und versuchen zu vermeiden,
im Mittelpunkt zu stehen.

Typische Situationen sind Angst, sich vor anderen zu

äußern, zu schreiben, zu trinken oder zu essen. Körperlich kann sich die Angst z. B. in Erröten, Zittern oder Harndrang äußern.

Panikstörung

Betroffene leiden unter plötzlich auftretenden Angstanfällen mit körperlichen Symptomen wie Herzrasen, Herzklopfen oder unregelmäßigem Herzschlag, Schwitzen, Zittern oder Beben, Mundtrockenheit, Atemnot, Erstickungsgefühlen, Enge oder Kloß im Hals, Schmerzen, Druck oder Enge in der Brust, Übelkeit oder Bauchschmerzen, Schwindel, Unsicherheits-, Ohnmachts- und Benommenheitsgefühlen, Unwirklichkeitsgefühlen oder dem Gefühl, nicht richtig da zu sein, Angst, die Kontrolle zu verlieren, Angst, »wahnsinnig« oder ohnmächtig zu werden; Angst, einen Herzanfall zu erleiden oder zu sterben, Hitzewallungen oder Kälteschauern, Taubheit oder Kribbelgefühlen.

Auf den ersten Blick ist bei Panikattacken meist kein Auslöser erkennbar. Die Panikattacken treten »wie aus heiterem Himmel« auf und nehmen während einer Dauer von etwa zehn Minuten an Stärke zu. Sie dauern nicht länger als 30 Minuten. Es kann zur Hyperventilation kommen. Betroffene glauben häufig, körperlich krank zu sein. Es liegt jedoch weder eine realistische äußere noch eine körperliche Ursache vor. Wer unter einer Panikstörung leidet, meidet nicht unbedingt die Situationen, die er mit Angst in Verbindung bringt (im Gegensatz zur Platzangst).

Generalisierte Angststörung

Betroffene erleben die Angst als Dauerzustand. Sie können nicht festmachen, wovor sie Angst haben. Sie verspüren ebenfalls körperliche Beschwerden wie Zittern, Herzrasen, Schwindel, Übelkeit, innere Unruhe, Unfähigkeit, sich zu entspannen, Hitzewallungen, Muskelverspannungen, Konzentrationsstörungen, Nervosität, Schlafstörungen. Sie sorgen sich permanent darum, dass ihnen oder den Angehörigen etwas Schlimmes passieren könnte.

Posttraumatische Belastungsstörung

Angst entsteht als Reaktion auf ein oder mehrere belastende Erlebnisse (Trauma), die mit einer außergewöhnlichen Bedrohung verknüpft sind (Vergewaltigung, Unfall, schwere Operation, Überfall …). Bis sich die Angst entwickelt, können Wochen bis Monate nach dem Ereignis vergehen. Hauptkennzeichen sind Erinnerungen an das Ereignis, die sich immer wieder aufdrängen in Form von Alpträumen, ein Gefühl des Betäubtseins und Teilnahmslosigkeit der Umgebung gegenüber, Freudlosigkeit sowie Vermeidung von Aktivitäten und Situationen, die Erinnerungen an das Erlebnis hervorrufen. Außerdem sind Betroffene meist übermäßig schreckhaft, übererregt, haben Schlaf- und Konzentrationsstörungen.

Betroffene, die über Jahre hinweg unter Ängsten und

den dazugehörigen körperlichen Beschwerden leiden, können depressiv werden oder eine Suchterkrankung entwickeln, weil sie sich hilflos und hoffnungslos fühlen bzw. ihre Ängste mit Alkohol oder Medikamenten in den Griff zu bringen versuchen.

Diese Liste umfasst natürlich nicht alle Ängste, sondern nur die häufigsten. Wenn Sie sich wegen anderer Dinge ängstigen, sagt das nicht aus, dass Sie »verrückt« sind. Es gibt Menschen, die sich z. B. vor dem Vollmond, dem Feueranzünden, homosexuellen Gedanken, vor dem Leben nach dem Tode ängstigen. Da die Panikstörung mit Platzangst zu den Ängsten zählt, die am weitesten verbreitet sind, und meist auch als sehr bedrohlich erlebt wird, möchte ich besonders ausführlich auf sie eingehen.

12. Platzangst mit und ohne Panikstörung

Eine Fallgeschichte: Frau T., 42 Jahre

»Angst? Angst vor was? Ich weiß es selbst nicht so genau. Das komische Gefühl war einfach da und wurde immer schlimmer. Angefangen hat alles vor ungefähr vier Jahren.

Ich war im Geschäft, in dem es mir eigentlich gut gefiel, und plötzlich hatte ich ein so komisches Gefühl. Es kam aus der Brust/Herzgegend und fuhr ganz langsam den Hals hoch. Es war wie eine Beklemmung, einfach als wenn jemand einem die Kehle zuhält, allerdings weiter unten. Darauf bekam ich einfach Angst. Mit der Zeit kam wahnsinniges Herzklopfen und es ging furchtbar schnell, es war blitzschnell da – die PANIK. Es war eigentlich das Schlimmste, die Panik. Ich bekomme das komische Fahrstuhlgefühl sogar jetzt beim Schreiben.

Ja, als das erste Mal vorbei war, war ich schon ziemlich fertig. Ich hatte damals auch schon ein klein wenig Angst vor der Angst. Das komische Gefühl kam dann allerdings auch öfters. Ich wusste gar nicht, warum und wieso. Ich hatte einfach ständig Angst, mein Herz bleibt stehen und ich falle tot um. Ich kann nur sagen, es war einfach grausam. Ich wünsche es niemandem. Doch irgendwie schleppte ich mich durch den Tag. Am schlimmsten war es, wenn ich allein war. Ich rannte dann von Arzt zu Arzt, doch keiner fand irgendetwas. Ich musste die Arbeitsstelle wechseln, weil mich die Frau meines Chefs nicht leiden konnte. Ich suchte mir eine Arbeit in der Nähe der alten Stelle, weil ich Angst hatte, den Kontakt zu meinen Kolleginnen zu verlieren. Besonders eine Kollegin war in der dreijährigen Zusammenarbeit eine wichtige Bezugsperson geworden. Als ich die Arbeitsstelle wechselte, wurden meine Anfälle immer schlimmer. Ich schleppte mich wirklich nur noch durch den Tag. Ich hatte nur noch Angst vor der Angst, dass mein Herz stehen bleibt und ich tot umfalle. Ich konnte fast nicht mehr frei laufen, weil ich wie auf Eiern ging. Ich hatte das Gefühl, mir zog ständig jemand die Füße unter mir weg. Ich stand morgens auf und wusste nicht, wie ich den Tag herumbekommen sollte. Wenn ich alleine war, war es besonders schlimm. Wie gesagt, ich fing langsam, aber sicher an, durchzudrehen. Ich lief von einem Arzt zum anderen. Ließ mir ein EKG nach dem anderen machen, ständig Blutdruck messen (der auch wirklich sehr niedrig war). Doch die EKGs waren in Ordnung, selbst die Belastungs-EKGs. Ich glaubte, langsam würde ich verrückt. Jeder sagte mir, ich sei o.k. Mein Herz wäre in Ordnung, nur ich merkte doch, dass es einfach unregelmäßig schlug. Ich hatte so eine Leere im Kopf, dass ich ständig anfing, mich zu schütteln wie ein Motor, den man wieder zum Anspringen bringen musste. Ich saß nur noch da und horchte in mich und fühlte meinen Puls, ob noch alles o.k. war, ob ich noch lebte. An der Arbeisstelle war ich genau ein halbes Jahr. Mein Chef war nur noch ziemlich fies, und mir ging es dadurch nicht gerade besser.

Einmal war ich allein am Arbeitsplatz, und da ging es schon wieder los. Ich rief Gott und die Welt an, doch in dem Moment konnte mir niemand helfen. Ich konnte nicht allein sein, war allerdings auch nicht fähig, mit dem Auto irgendwohin zu fahren. Ich rief meinen Chef an, er solle mich sofort hier aus der Praxis holen oder herkommen. Als er endlich kam, war ich einem Nervenzusammenbruch nahe. Er fuhr mich zum Arzt, der mir als erstes Valium spritzte. Daraufhin schlief ich auch sofort ein. Ich wachte in der Praxis wieder auf, weil jemand um Hilfe rief, ganz laut. Als plötzlich alle um mich herum waren, wusste ich, dass ich um Hilfe gerufen hatte. Ich wurde daraufhin krankgeschrieben, was eine Qual war, denn wie sollte ich einen ganzen Tag alleine daheim überleben. Meine Umwelt war in der Zwischenzeit schon genauso fertig wie ich. Meine Mutter nur noch ein Nervenbündel, mein Freund war auch fertig, denn ich lief ihm ja nur noch den ganzen Tag hinterher wie ein kleiner Hund. Ich war nicht mehr imstande, alleine in die Badewanne zu gehen. Nach zehn Minuten bekam ich Panik. War er draußen im Hof und ich alleine in der Wohnung, wurde ich beinahe verrückt. Wollte ich ins Bett und er noch fernsehen, konnte ich nicht einschlafen. Nachts schreckte ich hoch und klammerte mich an ihn, ständig in der Angst, ich würde sterben. Ich dachte immer, wenn jemand um mich herum ist, überlebe ich vielleicht. Doch das ging nicht immer. Die Zeit über, in der ich krankgeschrieben war, fuhr ich zu meiner Mutter. Doch mit dem Auto konnte ich nicht mehr fahren, denn da waren die Angstzustände besonders schlimm. Ich stand also daheim auf, verließ fluchtartig die Wohnung. Ich lief zur Bushaltestelle mit dem Gedanken, naja wenn du hier umfällst, sehen dich die Leute. Wenn ich im Bus umfalle, hat der Fahrer bestimmt Funk usw. Ich lebte nur noch in Angst. Kein Arzt konnte mir weiterhelfen. Alle sagten zu mir, ich wäre gesund. Mein Freund und meine Mutter meinten, ich solle mich zusammenreißen, ich wäre doch in Ordnung. Doch dadurch wurde alles nur noch schlimmer. Ich schämte mich für meine Zustände. Wir konnten nirgends mehr hingehen. Ich hatte Angst vor sportlicher Betätigung, hatte Angst, in volle Räume zu gehen. Ich hatte nur noch Angst. Ich stand mit Angst auf und ging mit Angst ins Bett. Mein damaliger Arzt verschrieb mir Lexotanil und meinte, ich solle davon morgens und abends eine Tablette nehmen, dann ginge es mir bestimmt besser. In der Zwischenzeit hatte ich die Arbeitsstelle wieder gekündigt und hatte eine neue in der Nähe von daheim gefunden. Doch da blieb ich nur 14 Tage, danach flog ich raus. Kein Wunder, war mit mir auch nichts mehr anzufangen. Ich konnte nicht mal mehr für zwei Minuten alleine im Raum sein. Ich ging wieder zu einem anderen Arzt und ließ meine Gehirnströme messen, weil mir dauernd schwindlig war. Doch alles war in Ordnung. Der Arzt spritze mir daraufhin ein Beruhigungsmittel. Ich war wie im Tran. Darauf sagte er zu mir, normalerweise müsste ich für ein halbes Jahr in eine psychiatrische Klinik. Ich heulte nur noch. Ich war kaputt. Es war jetzt schon ein Jahr her und wurde nur noch schlimmer.

Durch Zufall erfuhr ich, dass in meiner Nähe ein neuer Arzt aufgemacht hatte. Ich ging daher zu ihm und erzählte ihm die ganze Geschichte. Er hatte richtig Zeit, hörte mir einfach nur zu. Vielleicht eine Stunde, ich weiß nicht mehr. Dann sagte er mir, ich wäre körperlich wirklich gesund, aber auch nicht verrückt. Meine Beschwerden seien psychosomatisch, also seelisch bedingt. Ich glaubte dem Arzt nicht. Ich dachte, der spinnt. Ich habe doch nichts am Kopf, bei mir ist doch alles in Ordnung. Ich und Probleme, ich doch nicht. Ich wehrte mich dagegen, ich wollte die Diagnose nicht glauben, und doch fühlte ich mich etwas besser. Naja, irgendwann fing ich dann an, die Diagnose zu glauben. Ich unterhielt mich noch ein paar Mal mit dem Arzt und wurde auch zu einem Psychiater geschickt. Ich glaubte ihnen. Ich fing an, mich auseinanderzusetzen. Ich überlegte, ob ich nicht doch Probleme hatte. Und damit hatte ich den einzigen richtigen Schritt in die richtige Richtung gemacht. Ab dem Tag, an dem ich akzeptierte, dass meine Beschwerden seelisch bedingt waren, meine Angst eine seelische Ursache hatte, ging es mit mir bergauf. Ich setzte mich mit mir auseinander. Ich bekam eine Kur verordnet und fuhr sechs Wochen weg. Da lernte ich mich erst mal kennen, lernte, dass ich Besitzängste hatte. Meine Beziehung zu meinem Freund war merklich abgekühlt. Er war inzwischen in meine beste Freundin verliebt, hatte allerdings nichts mit ihr. Doch ich hatte Angst, beide zu verlieren. Das wurde mir erst mal klar. Ich lernte auch, mit dem Gefühl der Angst zu leben. Als ich mit der Kur fertig war, machte ich mit der Therapie weiter, fing erneut an zu arbeiten. Die Therapie war wichtig. Ich lernte viel über mich selbst.

Frau T. litt unter Platzangst und Panikattacken. Die leichteste Form der Platzangst tritt in Form eines Unbehagens vor neuen Situationen, der Öffentlichkeit und vor Reisen auf. Der Betroffene lebt in der Sorge, dass ihm beim Verlassen seiner Wohnung etwas Schlimmes zustoßen könnte und ihm niemand helfen würde. Die Nähe von Ärzten, von anderen Menschen, die Hilfe holen könnten, die Möglichkeit, sich anzulehnen oder aufzustützen, erleichtern es dem Betroffenen. Auf dem Heimweg lassen die Symptome nach. Die Furcht vor belebten Plätzen, vor großen Sälen, vor dem Überqueren von Straßen und Brücken, vor dem Alleinsein oder vor dem Verlaufen zählen ebenfalls zu den Symptomen der Platzangst. Betroffene versuchen generell, ihre Ängste zu vermeiden, indem sie die Situationen meiden, in denen sie Angst empfinden. Platzangst ist eine der häufigsten Ängste. Von hundert Menschen leidet einer unter Platzangst, insbesondere Frauen sind davon betroffen. Manchmal steht am Beginn der

Platzangst ein Panikanfall mit körperlichen Beschwerden wie Herzklopfen, Schweißausbrüchen, Mundtrockenheit, Atembeschwerden, Beklemmungsgefühlen etc. Verlauf und Entwicklung der Platzangst laufen dann nach folgendem Schema ab:

1. Der Betroffene erlebt meist während einer Phase körperlicher und/oder seelischer Schwächung in einer bestimmten Situation eigenartige körperliche Zustände wie Herzrasen, Atemnot, Schwindel, Benommenheit, Brustschmerzen. Das kann in einem Tunnel, vor einem Bahnübergang, im Kino oder Theater, in der Straßenbahn oder dem Zug, im Kaufhaus, auf der Autobahn, auf einem Sportplatz, auf überfüllten Plätzen, auf abgelegenen Plätzen, in der Kirche, beim Warten an der Kasse, beim Friseur, bei der Beobachtung eines Unfalls sein. Meist sind es Situationen, in denen der Betroffene scheinbar keine Kontrolle über die Situation hat. Es sind Situationen, in denen er keine schnelle Hilfe holen oder die Flucht ergreifen kann, falls ihn die Angst wirklich zu überwältigen droht.

2. Der Betroffene wird so tief verunsichert und erlebt seine Panikattacke als so bedrohlich, dass er von dem Gedanken beherrscht wird, diesen Zustand nie mehr erleben zu wollen. Er entscheidet, alles zu unternehmen, um diesen Zustand zu vermeiden. Zwei Fragen beherrschen von nun an sein Leben:
– Werde ich wieder einen Anfall bekommen?
– Wie kann ich diesen verhindern?

Gewöhnlich erkennt er keine Regel, wann Panikattacken auftreten und wann nicht. Er entwickelt die Technik, die

Situation, in der er den ersten Anfall erlebt hat, zu meiden. Er entwickelt seine eigene Theorie, welche Situationen für ihn gefährlich werden könnten. Er vermeidet es, sich in Situationen zu begeben, aus denen er nicht schnell fliehen kann. Sein Alltag ist angefüllt mit angstvoller Erwartung und Planung. *Erwartungsangst und Vermeidungsverhalten bestimmen den Tagesablauf.*

Und so beginnt der Kreislauf: Der Betroffene meidet die Situationen, von denen er glaubt, sie hätten seine Panikattacke bewirkt. Die Meidung weitet sich auf immer mehr Situationen aus. Der Betroffene verspürt eine immer stärkere Anspannung, was die Chancen für eine Panikattacke erhöht. Schließlich fühlt er sich nur noch zu Hause sicher.

3. Der Betroffene beobachtet sich ständig. Er glaubt, er leide unter einer schweren Geisteskrankheit und lebt in der Furcht, verrückt zu werden. Er fürchtet sich vor seinen eigenen Gefühlen. Er hat Angst, die Kontrolle zu verlieren. Häufig befürchtet er auch, er leide an Epilepsie, Herzschwäche oder einem unentdeckten Hirntumor. Er hat Angst, einen Herz- oder Erstickungstod zu erleiden. Nicht selten laufen die Klienten von Arzt zu Arzt mit dem Ziel, sich diesen Eindruck bestätigen zu lassen.

4. Mit der Zeit genügt allein schon die Vorstellung der bedrohlichen Situation und des möglicherweise auftretenden Kontrollverlusts, um den Panikanfall auszulösen. Und in den Gedanken läuft dann auch die Vermeidung der Situation ab. Der Betroffene vermeidet es, zu überprüfen, ob er der Situation, so wie er glaubt, wirklich nicht standhalten kann.

5. Da der Betroffene Angst hat, verrückt zu sein, be-

fürchtet er, dass die Öffentlichkeit dies bemerkt. Er hat Angst, in der Öffentlichkeit eine Angstattacke zu bekommen, und verschließt sich deshalb immer mehr. Er spricht nicht über seine Angst.

6. Der Betroffene wertet sich von Tag zu Tag wegen seiner Unfähigkeit mehr ab und wird depressiv. Er greift zum Alkohol oder zu Beruhigungstabletten.

7. Die Angstattacken können unterschiedlich lang andauern – von Minuten bis zu einer halben Stunde. Häufig folgt darauf Erschöpfung und Niedergeschlagenheit.

In Wirklichkeit leidet derjenige, der Platzangst hat, unter seinem irrationalen Denken und den damit verknüpften körperlichen Reaktionen. Er neigt dazu, die Gefährlichkeit von Situationen und von seinen körperlichen Reaktionen überzubewerten. Im ABC der Gefühle würde die Entstehung und Aufrechterhaltung seiner Angst beispielsweise so aussehen:

Auslösende Situation:

A Situation:
Frau B. beobachtet einen schlimmen Unfall auf der Straße.

B Bewertung:
Sie bewertet diesen Unfall als schlimm, ihre Lage als hilflos, sieht sich in Gefahr

C Gefühle, Körperreaktionen und Verhalten:
Sie bekommt Angst, ihre Knie zittern, sie hat Schwindelgefühle.

Die weitere Entwicklung:

A Situation:
Sie erinnert sich immer wieder an den Unfall.

B Bewertung:
Sie sieht sich in Gefahr.

C Gefühle, Körperreaktionen und Verhalten:
Angst, ihre Knie zittern, sie hat Schwindelgefühle, sie vermeidet es, an diesen Ort zu gehen.

Durch ihre Erinnerung erzeugt sie immer wieder ihre körperlichen Symptome und die Angst, obwohl sie sich nicht mehr in dieser Situation befindet. So bekommt sie Angst vor ihren körperlichen Reaktionen.

A Situation:
Schwindelgefühl, die Knie zittern

B Bewertung:
Sie sieht sich in Gefahr.

C Gefühle, Körperreaktionen und Verhalten:
Ihre Angst steigt an, sie vermeidet es, allein auf die Straße zu gehen.

Wer bekommt Platzangst?

Platzangst hat nichts mit dem Beruf, der Erziehung oder Intelligenz zu tun. Männer und Frauen können die Angst gleichermaßen bekommen. Bei Frauen ist sie jedoch hartnäckiger.

Eine Erklärung hierfür ist, dass Frauen, wenn sie nicht berufstätig sind, nicht so viele äußere Zwänge haben, ihre Angst zu überwinden.

Menschen mit einer Platzangst haben fast immer ein

hyperaktives Nervensystem. Sie reagieren auf Reize viel intensiver als andere, sind dafür aber meist auch einfühlsamer und kreativer. Folge davon ist, dass sie in Alltagssituationen übermäßig stark reagieren.

Häufig tritt Platzangst zum ersten Mal in Verbindung mit plötzlichen Umweltveränderungen und Belastungen auf: Operation, Entlassung, Trennung, Konflikte in der Ehe, finanzielle Schwierigkeiten, Zeuge eines Unfalls, Tod eines Angehörigen, Geburt eines Kindes.

Manchmal sind jedoch keine äußeren Auslöser erkennbar. Ich habe in meiner Praxis immer wieder die Erfahrung gemacht, dass besonders die Menschen gefährdet sind, die äußerlich stark und selbstsicher erscheinen, jedoch immer wieder eigene Bedürfnisse zurückstecken aus Angst, andere zu verletzen; Menschen, die keinen Ärger zeigen können, aber innerlich eine ganze Menge Wut ansammeln; Menschen, die sich nach außen hin nicht wehren und sich innerlich hilflos fühlen; Menschen, die versuchen, alles perfekt zu machen, und es jedem recht machen wollen; Menschen, die einen Konflikt zwischen dem Bedürfnis nach Freiheit und Unabhängigkeit und dem Bedürfnis nach Abhängigkeit und Sicherheit haben.

So stehen diese Menschen häufig unter starker innerer Anspannung. In Situationen, in denen sie keine Kontrolle mehr ausüben können oder in denen äußerlich alles ruhig ist, wie z.B. in einer Schlange warten zu müssen, verspüren sie ihre innere Anspannung noch deutlicher als sonst und haben ein Gefühl, »platzen oder wild um sich schlagen zu müssen«.

Häufig haben diese Menschen Angst vor Verantwortung und Angst, allein gelassen zu werden.

Wie wird Platzangst aufrechterhalten?

Der Betroffene hält seine Platzangst am Leben, indem er

– bestimmte Situationen ganz meidet.

Er geht beispielsweise nicht mehr zum Friseur und zum Einkaufen, fährt nicht mehr mit der Straßenbahn oder dem eigenen Auto, fährt Umwege, um nicht über eine Brücke fahren zu müssen, sucht sich eine Wohnung im Erdgeschoss, um keinen Lift nehmen zu müssen. Er geht nicht mehr zu Veranstaltungen mit vielen Menschen. Bundesstraßen werden Autobahnen vorgezogen, weil er da schneller anhalten kann. Er geht nicht mehr in Kellerlokale oder große Restaurants, wo der Fluchtweg seiner Ansicht nach viel zu lang ist. Er geht nur noch an den Urlaubsort, an dem ein Arzt in der Nähe ist. Er geht nicht mehr alleine aus dem Haus, weil dann im Notfall keine Hilfe vorhanden ist.

– sich für bestimmte Situationen durch Hilfsmittel und Strategien Erleichterung verschafft. Er benutzt symbolisch gesprochen eine »Krücke«.

Er benutzt häufig einen Regenschirm, den Kinder- und Einkaufswagen zum Aufstützen. Er fährt nur noch als Beifahrer mit dem Auto, wählt sich Urlaubsorte in tieferen Lagen, geht nur noch in Begleitung einkaufen, setzt sich im Kino nur noch in die äußeren Sitzreihen, um schnell und unbemerkt fliehen zu können, fährt nur noch mit Bummelzügen, um bei einem Anfall schnell aussteigen zu können. Er lädt sich jemanden in die Wohnung ein, um nicht allein sein zu müssen, geht nicht ohne Handy aus dem Haus. Autofahrten werden so gelegt, dass ein Krankenhaus in der Nähe ist, die Telefonnummer des Hausarztes wird ständig bei sich getragen. Nichts wird ohne Partner oder Freundin unternommen, da man dann schneller Hilfe sicher ist.

– sich durch die Einnahme von Tabletten und Alkohol Erleichterung verschafft.
Sie haben eine lindernde und entspannende Funktion und können die Angst mindern. Der Betroffene kann wiederum in Angst geraten, wenn er keine Tabletten greifbar hat. Dabei ist anzumerken, dass die Einnahme von Tabletten zu unangenehmen körperlichen und seelischen Reaktionen führen kann, wie z. B. zur Verlangsamung der Reaktionsfähigkeit, Abnahme der Merkfähigkeit, Trübung der Wahrnehmung, zu Übelkeit, Schwindel, zu einem tauben Körpergefühl. Manche Klienten haben sich auch angewöhnt, »für den Notfall« immer etwas Essbares bei sich zu tragen. Das Kauen hilft ihnen, sich abzulenken und sich zu entspannen.

– aus der Angst erregenden Situation flüchtet.
Manchmal begibt sich der Betroffene in die Situation, die er als Angst auslösend interpretiert, flüchtet jedoch beim Auftreten des Panikanfalls kopflos. So gewinnt er den Eindruck, wenn er nicht geflüchtet wäre, wäre tatsächlich das passiert, was er sich zuvor als Katastrophe in seiner Vorstellung ausgemalt hatte: Er wäre z. B. verrückt geworden oder umgefallen.

– körperliche Anstrengung vermeidet.

Aus Angst vor Herzrasen, Schwindelgefühlen, Atemnot, usw. meidet der Betroffene Situationen, die ihn anstrengen. Er vermeidet sportliche und körperliche Aktivitäten. Dadurch wird der Körper unterfordert und immer empfindlicher gegenüber körperlicher Erregung und Anstrengung.

Mögliche Folgen der Meidung

- *Abhängigkeit von anderen*
  Der Betroffene wird von seinem Partner, seinen Freunden oder Vertrauten vollkommen abhängig. Er ist auf ihre Hilfe angewiesen, geht beispielsweise nicht mehr ohne sie aus dem Haus. Der Freund, Partner oder Vertraute geht mit ihm zum Einkaufen, Arzt, Friseur oder zur Bank.
- *Garantie für die Unterstützung durch den Partner*
  Der Betroffene glaubt, verhindern zu können, dass der Partner ihn verlässt, weil man seiner Ansicht nach jemand so hilflosen aus moralischen Gründen nicht verlassen darf.
- *Aggression und Ungeduld vonseiten des Partners*
  Es kommt zu Konflikten innerhalb der Partnerschaft. Manchmal reagiert der Partner mit Worten wie »Stell dich nicht so an« oder »Reiß dich zusammen«. Manchmal fühlt er sich aber auch derart überfordert, hilflos und in seinen Bedürfnissen unbefriedigt, dass er sich schließlich vom Betroffenen trennt.

- *Abhängigkeit von Tabletten, Alkohol, Süßigkeiten*
  Mehr als die Hälfte der Klienten mit chronischen Angst-
  problemen entwickelt eine Medikamentenabhängigkeit.
- *Depressionen*
  Der Betroffene fühlt sich minderwertig und unfähig, ein
  normales Leben zu führen.
- *Zunehmende Isolation*
  Der Betroffene kann nicht mehr an normalen Aktivitä-
  ten teilnehmen wie z. B. an geselligem Beisammensein,
  Reisen, Spaziergängen, Kinobesuchen.
- *Aggression und Wut auf Partner oder Freunde,* weil er sich
  abhängig fühlt. Die Gefühle werden aus Angst davor,
  verlassen zu werden, nicht ausgelebt.
- *Wut auf sich selbst,* weil man unfähig ist.
- *Unzuverlässigkeit* bei der Einhaltung von Plänen und
  Verabredungen oder überhaupt Vermeidung von Ver-
  pflichtungen, weil der Betroffene nie weiß, wie ihm am
  nächsten Tag zumute ist.
- *Verleugnen der Angst* vor anderen, weil es eine Schande
  ist, Angst zu haben, zumindest in diesen Situationen, in
  denen er sie hat.
- *Erschöpfung*
  Der Betroffene kann sich nicht dazu motivieren, etwas
  zu unternehmen.
- *Einengung des Lebens*
  Er kann nicht mehr alleine einkaufen gehen, bummeln
  etc.
- *Berufsunfähigkeit und Frühberentung*
  Der Betroffene vermeidet immer mehr Situationen, bis
  er es schließlich nicht mehr schafft, zu seinem Arbeitsplatz zu gelangen bzw. es dort auszuhalten.

Wie können Sie sich von der Platzangst befreien?

Ziel der Therapie ist es, aus diesem Teufelskreis von Katastrophengedanken, Erwartungsangst und Vermeidung auszubrechen. Sie können lernen, Ihre Bewertungen zu hinterfragen und Ihre Meidung aufzugeben. Sie können lernen, in die Situationen zu gehen, die Sie bisher gemieden haben, angemessener mit Ihren körperlichen Reaktionen umzugehen und sich langfristig keine Angst mehr zu erzeugen. Es geht dabei nicht primär darum, die Ursache für Ihre Platzangst zu finden, sondern Ihre fehlgeleitete Einschätzung der Gefahr von Situationen zu korrigieren. Ziel ist eindeutig das TUN. Sie müssen sich in die gefürchtete Situation begeben und den möglichen Panikanfall bzw. die Angst ertragen. Sie müssen Meidung und Flucht aufgeben, auch wenn es Ihnen im Augenblick vielleicht noch völlig unvorstellbar erscheint, weil Sie dies so viele Jahre praktiziert haben. Sie können es dennoch schaffen. Viele Menschen haben Ihre Platzangst überwunden und sind zu einem Leben ohne die Grenzen der Angst zurückgekehrt. Sie werden bei Ihrem bewussten Aufsuchen der Situationen erfahren, dass Sie weder ohnmächtig werden, noch einen Herzanfall bekommen oder gar sterben. Sie werden die Erfahrung machen: *Sie können Ihre Angst bzw. den Panikanfall ertragen, denn Sie werden sich darauf vorbereiten.* Wir werden jetzt Strategien erarbeiten, wie Sie Ihrer Angst erfolgreich begegnen können. Der Panikanfall führt nicht dazu, dass Sie verrückt werden oder Amok laufen. Die Angst führt nicht dazu, dass Sie sterben.

Sie können Ihre Gefühle und körperlichen Reaktionen aushalten, und mit der Zeit werden sie immer weniger werden, bis sie schließlich nicht mehr auftreten. Diese Garantie kann ich Ihnen geben. Solange Ihre Angst keine körperlichen Ursachen hat, können Sie erreichen, dass sie seltener oder nicht mehr in unangemessener Weise auftritt.

Ihre Angst entsteht in Ihrem Kopf und nicht durch die Situationen als solche. Das ist ein ganz wichtiger Grundsatz. Wenn die Situationen tatsächlich lebensbedrohlich für Sie wären, dann dürfte ich Ihnen nicht empfehlen, sich hineinzubegeben. Ich würde dabei mit einem Fuß im Gefängnis stehen. Die Situationen sind nicht lebensbedrohlich, sondern Sie sehen sie nur so, weil Sie einmal einen Angstanfall in ihnen hatten. Von da an haben Sie Angst vor der Situation und vor dem Angstanfall entwickelt. Weder die Situation noch der Angstanfall sind lebensbedrohlich, lediglich unangenehm. Lassen Sie uns nun mit der Arbeit beginnen.

Schritt 1

Legen Sie sich ein Arbeitsheft zu, in das Sie alles schreiben, was Sie mit Ihrer Angst erleben.

Schritt 2

Machen Sie sich eine Liste von all den Situationen, die Sie seit Ihrer ersten Angstattacke meiden oder nur »mit Krücke« betreten. Beschreiben Sie dabei die Situationen möglichst konkret.

Beispiel für die Anwendung von Schritt 2
Frau K. schrieb:
- im Lift von meiner Wohnung ins Erdgeschoss zu fahren
- zum Briefkasten am Haus zu gehen
- den Abfall hinauszutragen
- zum Lebensmittelgeschäft gegenüber zu gehen
- ins Lebensmittelgeschäft zu gehen, wenn viele Menschen dort sind
- im Lebensmittelgeschäft am Käsestand in einer Schlange zu warten

Schritt 3

Ordnen Sie die Situationen nach der Schwierigkeit, d.h. an erster Stelle die Situation, in der Sie nur leichte Angst verspüren, und an letzter Stelle die, bei der Sie schon allein bei der Vorstellung in Angstschweiß geraten.

Frau K. hat im oben genannten Beispiel ihre Situationen schon nach der Schwierigkeit geordnet. Je weiter sie sich von zu Hause weg bewegte, desto mehr Angst bekam sie.

Schritt 4

Erstellen Sie ein ABC der Gefühle von jeder dieser Situationen. Welche Gefahren erwarten Sie in diesen Situationen?

Gewöhnlich verbindet alle Situationen die gleiche Vorstellung von Gefahr, d.h., die Bewertung (B) bleibt für alle Situationen gleich, sodass Sie nicht zwingend für alle Situationen ein ausführliches ABC der Gefühle formulieren müssen.

Frau K. traute sich z. B. nicht mehr aus der Wohnungstür, fuhr nur mit ihrem Partner zusammen mit der Straßenbahn und ging nur in seiner Begleitung auf die Straße. Dahinter stand die Idee: »Bestimmt werde ich einen Angstanfall bekommen. Die Leute werden mein Zittern entdecken und mich für verrückt halten. Das kann ich nicht ertragen.«

A Welches ist die Situation?
Wovor habe ich eigentlich Angst? Löst allein schon der Gedanke an die Situation oder die Vorstellung der Situation Angst aus?

B Beobachtung Ihrer Gedanken
Wie bewerte ich die Situation? Was habe ich über die Situation gedacht? Notieren Sie alle Befürchtungen und Katastrophenideen.

C Gefühl, Körperreaktionen und Verhalten
Wie fühle ich mich und wie reagiere ich körperlich? Wie verhalte ich mich?

Beispiel für die Anwendung von Schritt 4

A Situation:
Ich gehe aus der Wohnung ins Treppenhaus.

B Bewertung:
Bestimmt werde ich einen Angstanfall bekommen. Die Nachbarn werden mein Zittern sehen und mich für verrückt halten. Das kann ich nicht ertragen.

C Gefühle, Körperreaktionen und Verhalten:
ängstlich, Herzklopfen, Schwindel, kalter Schweiß, Zittern, bleibe in der Wohnung.

Schritt 5

Überprüfen Sie Ihre Einschätzung mit den folgenden Fragen:

1. Entspricht es den Tatsachen, dass das, was ich als gefährlich ansehe, auftreten wird? Woher weiß ich das? Entspricht es den Tatsachen, dass das, was ich als gefährlich ansehe, wirklich lebensgefährlich ist? Beweise?
2. Wenn das von mir als lebensgefährlich bewertete Ereignis tatsächlich unangenehm sein könnte, wie wahrscheinlich ist es, dass dies eintritt? Ist es ein Ereignis niedriger Wahrscheinlichkeitsstufe?
3. Gibt es Möglichkeiten, das von mir als lebensgefährlich angesehene Ereignis zu verhindern?
4. Was wäre, wenn das von mir als lebensgefährlich bewertete Ereignis wirklich eintreffen würde? Wie kann ich dann überleben? Welche Auswirkung hat das auf mein ganzes weiteres Leben?
5. Verspüren alle Menschen Angst vor dieser Situation?
6. Was verliere ich, wenn ich nicht in die Situation gehe, die ich als lebensgefährlich ansehe? Beruflich? Privat? Was gewinne ich, wenn ich in die Situation gehe und es trotz möglicher Gefahr wage? Beruflich? Privat?

Beispiel für die Anwendung von Schritt 5
Die Überprüfung der Katastrophengedanken von Frau K. ergab:

1. Ich weiß nicht, ob ich einen Angstanfall bekommen werde. Ich weiß nicht, ob die Leute mein Zittern entdecken werden. Ich weiß auch nicht, ob die Leute mich dann für verrückt halten werden. Bis jetzt hat es mir zumindest noch niemand gesagt. Ob er es gedacht hat, weiß ich nicht. Wenn ich wirk-

lich einen Angstanfall bekommen sollte und die Leute mein Zittern entdecken und mich für verrückt halten, kann ich das ertragen. Es besteht keine Lebensgefahr.

2. Es ist wahrscheinlich, dass ich einen Angstanfall bekommen und zittern werde, weil ich es mir antrainiert habe. Es ist möglich, dass jemand mich für verrückt hält, aber nicht wahrscheinlich. Andere Menschen sind mit ihren Gedanken beschäftigt und konzentrieren sich nicht ununterbrochen auf mich. Wenn sie mein Zittern sehen, kann es viele verschiedene Erklärungsmöglichkeiten dafür geben: körperliche Schwäche, Erschöpfung, Alkoholkater, Schüttelfrost, Angst.

3. Ich kann mich bewusst um Entspannung bemühen und meine Angst und mein Zittern akzeptieren, dann werden sie weniger werden.

4. Selbst wenn andere mein Zittern erkennen und mich für verrückt halten, bin ich deswegen nicht verrückt. Das ist nur deren Meinung. Ich weiß, dass mein Zittern lediglich der Ausdruck meiner Angst ist, und Angst zu haben ist etwas Menschliches. Ich kann es ertragen und mich akzeptieren mit meiner Angst.

5. Die meisten Menschen gehen ganz ruhig in diese Situation.

6. Wenn ich nicht mehr aus der Wohnung gehe, kann ich zwar meine Angst vermeiden, aber ich gehe am Leben vorbei. Ich werde unfrei und abhängig wie ein kleines Kind. Deshalb gehe ich das Wagnis ein, trotz Angst aus der Wohnung zu gehen. Ich werde mich auf meinen Atem konzentrieren, meine Angst akzeptieren und sie wird vorübergehen. Mit der Zeit wird die Angst dann ganz verschwinden.

Wenn Sie die Schritte 1 bis 5 auf Ihre Angst angewendet haben, dann sind Sie nun so weit, dass Sie zumindest theoretisch Ihre Katastrophenfantasien überprüft haben. Sie haben jetzt erfahren, ob Ihre Gedanken die Situation angemessen und richtig wiedergeben oder nicht. Sie wissen, nur wenn Ihre Gedanken der Situation angemessen sind, können auch Ihre Gefühle und körperlichen Reaktionen angemessen sein. Ihre Gefühle trügen und lügen nicht. Sie sagen immer die Wahrheit über Ihre eingefleischten Katastrophenprogramme. Sie haben jetzt Phase 1 des Umlernprozesses bewältigt. Jetzt heißt es, Ärmel hochkrempeln und zu Phase 2 und 3 zu gehen. Die Hauptarbeit beginnt.

Schritt 6

Beginnen Sie mit der einfachsten Situation, die Sie bis jetzt gemieden haben, auf Ihrer Liste und machen Sie die Progressive Muskelentspannung (siehe Seite 126ff.) oder die Spontan-Entspannungs-Technik (siehe Seite 125f.) und danach die Vorstellungsübungen. Wir wollen an dieser Stelle die Bewältigungsvorstellung einsetzen: d. h., vorstellen, wie Sie in die Situation gehen, die Angst auftaucht und Sie gut mit der Angst umgehen können. Versuchen Sie, so gut und tief wie möglich zu entspannen, dann stellen Sie sich die einfachste Szene vor. Sehen Sie, wie Sie in die Situation gehen, die Anspannung auftaucht und Sie sich sagen. »Ich weiß, dass du jetzt auftauchen musst, weil du immer an dieser Stelle aufgetaucht bist. Ich bin nicht in Lebensgefahr.« Sagen Sie sich dann Ihre erarbeitete Alternative aus dem ABC und sehen Sie sich in der Situation bleiben, bis die Spannung nachlässt. Je öfter Sie die Vorstellungsübung machen, desto leichter fällt

Ihnen das Training in der Praxis. (Sie machen ohnehin immer Vorstellungsübungen, jedoch meist die negativen, indem Sie sich ausmalen, dass Sie die in Angriff zu nehmende Situation nicht überleben.) Machen Sie die Bewältigungsvorstellung mindestens dreimal täglich für zehn Minuten.

Beispiel für die Anwendung von Schritt 6
Frau K. machte folgende Vorstellungsübung zu der für sie einfachsten Situation, nämlich ins Treppenhaus zu gehen. Nachdem sie sich mit der Spontan-Entspannungstechnik entspannt hatte, schloss sie die Augen und stellte sich lebendig vor:

»Ich stehe vor der Wohnungstür, Ich spüre meine Anspannung und denke mir: ›Ich weiß, dass du jetzt auftauchen musst, du bist an dieser Stelle schon immer aufgetaucht. Es besteht keine Gefahr. Ich weiß nicht, ob andere Menschen mein Zittern entdecken und mich für verrückt halten werden. Selbst wenn sie es tun, bin ich deswegen nicht verrückt. Mein Zittern ist lediglich Ausdruck meiner Angst. Die Meinung anderer sagt nichts über mich aus.‹ Ich konzentriere mich auf meinen Atem, werde ruhiger, öffne die Wohnungstür und betrete das Treppenhaus. Ich nehme die Körperhaltung ein, so wie ich mich früher ruhig und sicher im Treppenhaus bewegt habe.«

Schritt 7

Begeben Sie sich in die Situation, vor der Sie sich fürchten, und zwar *mit* Angst. (Sie erinnern sich, die Angst verschwindet als Letztes.) Die Angst hat jetzt keine Funktion mehr, sie ist lediglich ein Relikt aus den alten Zeiten, als Sie sich angewöhnt hatten, diese Situation als gefährlich einzuschätzen. Sie brauchen ihr nicht mehr zuzuhören, denn Sie haben eingehend geprüft und erkannt, dass die Situation nicht lebensgefährlich für Sie ist. Üben Sie täglich in der Praxis. Beginnen Sie dabei mit der einfachsten Situation, die Sie bereits in der Vorstellung trainiert haben. Die Betonung liegt hierbei auf täglich, denn wenn Sie zwei Tage üben und drei Tage meiden, dann ist die Hürde am sechsten Tag wieder höher als nach den beiden Tagen kontinuierlicher Übung. Setzen Sie sich bei der Übung eine Zeitgrenze, d. h., bestimmen Sie vorab, wie lange Sie in der Situation bleiben wollen. Im Prinzip gilt die Regel: Je länger, desto besser, denn dann geben Sie sich die Chance, dass sich die Spannung abbaut. Und je niedriger die Anspannung ist, bevor Sie die Situation verlassen, desto leichter fällt es Ihnen beim nächsten Mal, sich in die Situation zu begeben.

Laufen Sie auf keinen Fall aus der Situation, denn es ist Ihr Ziel, zu bleiben und mit der Angst umzugehen. Es wird Ihnen nichts Schlimmes zustoßen. Ihre körperlichen Reaktionen sind nur Folge Ihrer Gedanken. Ihre Reaktionen sind real, aber sie sind nicht Ausdruck einer Gefahr. Sie werden nicht verrückt und laufen nicht Amok. Sie werden nicht tot umfallen. Akzeptieren Sie Ihr Angstgefühl für den Augenblick. Nach einiger Übung wird es langsam schwächer werden und schließlich ganz verschwinden. Sie werden also nicht ewig mit der Angst zu kämpfen haben.

Wenn Ihnen die Angst stark zu schaffen macht, benutzen Sie Hilfsmittel, aber bleiben Sie in der Situation. Setzen Sie sich auf eine Bank, lehnen Sie sich an die Hauswand, stützen Sie sich auf den Schirm, gehen Sie im Kaufhaus an einen Ort, an dem weniger Menschen sind, aber bleiben Sie in der Situation. Flüchten Sie nicht aus der Situation. Warten Sie ab. Geben Sie Ihrer Angst Zeit vorüberzugehen. Ihre Angstgefühle werden vorübergehen.

Weitere hilfreiche Tipps

Tipp 1

Erinnern Sie sich an die Phasen des Umlernens: Beim Üben wird Ihnen Ihr Saboteur sagen, dass es in der betreffenden Situation nicht auszuhalten ist. Ihre neue Einstellung sagt: »Ich weiß, dass du dich melden musst, du Saboteur. Du wirst mich nicht erschüttern. Ich kann meine Körperreaktionen ertragen. Ich konzentriere mich auf meinen Atem, und dann wird mein Körper ruhiger werden. Mir wird nichts Schlimmes passieren.« Es wird so sein, dass Sie sich in der Übergangszeit schwindlig oder ängstlich fühlen.

Tipp 2

Ziel ist, dass Sie sich in die Situationen begeben, nicht, *dass Sie keine Angst fühlen.* Das zu erwarten ist zunächst unrealistisch. Sie *müssen* zu Beginn des Trainings Angst fühlen, weil Sie sich in der Vergangenheit dahingehend trainiert haben. Es gibt keine Angstbewältigung, ohne erst mit der Angst das zu tun, wovor Sie Angst haben. Das wäre zwar sehr schön, erst die Angst zu verlieren, und dann das zu tun, wovor man Angst hat, aber es gibt bis heute keinen Trick für diesen Weg.

Tipp 3

Die beste Einstellung gegenüber einer Panikattacke ist, sich zu sagen: »Ich bin mal gespannt, ob du wieder auftauchst. Du kannst ruhig kommen, ich kenne dich. Du kannst mich nicht erschüttern.«

Tipp 4

Verzichten Sie auf Beruhigungstabletten und Alkohol.

Kurzfristig wirken diese Hilfsmittel, denn *Sie* fühlen sich entspannter und mutiger, aber Sie begeben sich in die Gefahr einer Abhängigkeit. Sie behalten Ihre Idee, dass die Situation gefährlich ist, und betäuben lediglich Ihr Gefühl.

Wenn Sie Medikamente einnehmen wollen, tun Sie das nur unter der Kontrolle eines Arztes, am besten eines Nervenarztes. Ziel sollte dann auf jeden Fall sein, die Dosis schrittweise wieder abzubauen. Die Situation nur mit Tabletten zu bewältigen, führt nicht zu Ihrer erhofften Freiheit – wenngleich es für viele Betroffene schon ein Fortschritt sein mag, wenigstens mit Tabletten das zu tun, wovor sie Angst haben.

Tipp 5

Verzichten Sie vor dem Üben auch auf Kaffee, Schwarztee und Cola, das putscht Sie nur auf.

Tipp 6

Rückschläge sind normal. Sie können wieder neu starten. Wenn die Angst nachlässt, tun Sie die Dinge, die Sie sich für diese Situation vorgenommen haben. Rückschläge können auftreten,

- wenn Sie lange nicht geübt haben und Ihre neue Verhaltensweise noch keine Gewohnheit geworden ist.
- wenn Sie ohnehin angespannt oder übermüdet sind.
- wenn Sie im schlechten Gesundheitszustand sind.
- wenn Sie als Frau kurz vor der Periode stehen.
- wenn Sie sich einen zu großen Schritt zugemutet haben.

Auch bei Rückfällen helfen die gleichen Strategien. Rückfälle sind kein Beweis dafür, dass ausgerechnet Ihre Platzangst nicht zu überwinden ist.

Tipp 7

Verurteilen Sie sich nicht dafür, wenn Ihnen eine Übung nicht gelungen ist, sei es, weil Sie erst gar nicht in die Situation gegangen sind oder weil Sie zu schnell aus der Situation geflüchtet sind. Sie sind ein Mensch, der Schwächen hat wie jeder andere Mensch auch. Beginnen Sie dann mit Situationen, die eine Schwierigkeitsstufe darunter liegen, und üben Sie dort, bis Sie wieder Sicherheit haben. Intensivieren Sie das Üben in der Vorstellung.

Tipp 8

Ziehen Sie andere Menschen ins Vertrauen und sprechen Sie über Ihr Problem. Sie könnten sagen: »Ich leide unter

Platzangst. Das ist eine Angst, die weit verbreitet ist. Diese Angst erzeugt in mir den Wunsch, wegzulaufen. Wenn ich nicht weglaufen kann, habe ich das Gefühl, umzufallen oder dass mir schwindlig wird. Bis vor Kurzem habe ich alle unangenehmen Situationen gemieden. Im Augenblick arbeite ich daran, diese Angst abzubauen. Hilfreich ist es für mich, wenn ich mich in diese unangenehmen Situationen begeben kann, aber diese auch ohne große Erklärung wieder verlassen kann, wenn mir danach ist. Ich habe Angst vor Kritik und davor, als verrückt zu gelten. Ich bitte um dein Verständnis, mich so verhalten zu dürfen, wie es für mich richtig ist. Dann kann ich die Angst überwinden.«

Tipp 9

Holen Sie sich psychotherapeutische Unterstützung. Das heißt nicht, dass Sie »schwerstgestört oder unfähig sind, sich selbst zu helfen«. Der Psychotherapeut wird Ihnen die Arbeit nicht abnehmen, nur erleichtern. In den letzten Jahren hat sich die Konfrontationstherapie bei der Behandlung von Platzangst bewährt. Betroffene begeben sich in die Situationen, die starke Angst auslösen. Fünf bis zehn Tage lang werden sie mehrere Stunden täglich mit diesen Situationen konfrontiert. Natürlich besprechen die Therapeuten vorab mit den Betroffenen genau, was auf sie zukommt und wie sie damit umgehen können. Vorteil dieser Therapie ist, dass die Betroffenen schnell Fortschritte machen. Auch wird von Anfang an die negative Einstellung entkräftet, dass die Angst oder die Situation gefährlich ist. Die Betroffenen erleben, dass sie Angst ertragen können und diese abnimmt, ohne dass sie aus der Situation flüchten.

13. Die Panikstörung und die Angst vor der Angst

Von einer Panikstörung sprechen wir, wenn monatlich mindestens vier Panikattacken auftreten, ohne dass eine lebensbedrohliche Situation oder eine körperliche Erkrankung vorliegt oder wenn der Betroffene anhaltend unter starken Befürchtungen vor weiteren Panikattacken leidet. Wie wir bereits besprochen haben, sind Panikattacken besonders intensive Angstreaktionen, die sich körperlich unterschiedlich äußern, z. B. in Herzklopfen, Schwindel, Schwitzen oder seelischen Reaktionen (wie etwa Gedankenrasen, Konzentrationsschwierigkeiten). Ganz viele unterschiedliche Ursachen können zu Veränderungen in unserem Körper und eventuell zu einem Panikanfall führen:

- Hitze, Lärm, Gerüche
- Koffein, Alkohol, Nikotin
- Körperliche Anstrengung
- Eine bestimmte Körperposition
- Ein stressreiches Ereignis (Tod eines Angehörigen, Prüfung, Trennung, Mobbing, Entlassung etc.)
- Medikamente und Drogen
- Schlafmangel
- Hyperventilation (zu schnelles und zu tiefes Atmen)
- Eine angeborene erhöhte Angstbereitschaft
- Körperliche Erkrankungen (z. B. Mitralklappenvorfall)
- Generelle körperliche Erschöpfung

- Besonders starke Beobachtung innerer Vorgänge und erhöhte Sensibilität für Veränderungen
- Niedriger Blutdruck und damit verknüpfte Gefäßerweiterung
- Neigung, leicht aus dem Gleichgewicht zu geraten

Die panikartige Angst wird meist durch Stresshormone wie Adrenalin und Kortisol ausgelöst. Diese werden ausgeschüttet, wenn wir uns in einer Stresssituation befinden bzw. eine Situation als gefährlich einschätzen. Blutgefäße verengen sich, der Kreislauf kommt auf Touren, die Atmung beschleunigt sich, wir verspüren Unruhe, die Hände zittern usw. Wenn wir sehr empfindlich sind, körperliche Veränderungen wahrzunehmen, kann uns diese Veränderung sehr beunruhigen. Manche Menschen glauben bei diesen Symptomen, einer Ohnmacht nahe zu sein. Diese Erregung führt jedoch im Gegenteil zu einer erhöhten Wachsamkeit. Unser Körper steuert dieser Erregung entgegen, sodass nach etwa 30 Minuten wieder ein Gleichgewichtszustand hergestellt ist. Betroffene fühlen sich dann allerdings noch eine ganze Weile erschöpft und kraftlos.

Wenn der Betroffene die körperlichen Veränderungen bei der ersten Attacke wahrnimmt, wird er in seinen Grundfesten erschüttert. Der Betroffene kann sich die Symptome nicht erklären. Er verliert Vertrauen in sich, verliert seiner Meinung nach die Kontrolle über seinen Körper und fühlt sich äußerst hilflos. Er bewertet die körperlichen Reaktionen als Hinweis auf eine schwere körperliche Erkrankung (Hirntumor, Herzinfarkt, Schlaganfall), und beginnt, sich beständig intensiv zu beobachten.

Dadurch, dass er seine körperlichen Beschwerden als Gefahr bewertet, steigt die Angst. Die ständige Beobachtung führt außerdem dazu, dass er seine körperlichen Veränderungen immer sensibler wahrnimmt und jede kleinste Veränderung registriert und als Gefahr bewertet. Er besucht immer wieder neue Spezialisten, ruft den Notarzt und lässt sich mit dem Krankenwagen in die Notaufnahme fahren. Er geht von einem Arzt zum nächsten, in der Hoffnung, einer würde endlich etwas Organisches finden. Dabei schwankt er zwischen dem Wunsch, endlich eine handfeste Erklärung für seine Symptome zu haben, und der Angst, dass dieser wirklich etwas finden könnte. Findet der Arzt nichts, so kann er es nicht glauben, da er ja all seine körperlichen Reaktionen tatsächlich verspürt. Wenn der Arzt sagt: »Sie sind kerngesund«, bekommt er zusätzlich Angst, vielleicht unter Halluzinationen zu leiden und verrückt zu werden. Darüber hinaus beginnt der Betroffene, sich im Alltag zu sorgen, wann der nächste Anfall auftreten könnte. Alles wird daraufhin analysiert, ob dort wieder eine Angstattacke verbunden mit all den körperlichen Begleiterscheinungen wie Schwindel, Herzstechen, Übelkeit etc. auftauchen könnte. Er misst zig Male täglich den Blutdruck, fühlt seinen Puls, prüft, ob er schon wieder Schwindelgefühle hat. Er liest die Todesanzeigen, verfolgt medizinische Berichte und macht sich wiederum Angst verbunden mit den körperlichen Symptomen, was er wiederum als Gefahr bewertet. Außerdem macht er sich Gedanken, wie er diese Symptome vor anderen verbergen kann, und hat Angst, die Selbstkontrolle zu verlieren. Auch bei den Panikattacken sind nicht die Panikattacken das Hauptproblem, sondern die negativen Bewertungen.

Bei Herrn K. entwickelte sich die Angst vor der Angst z. B. so: Auf der Autobahn, auf der Fahrt zu einem wichtigen Geschäftstermin, bei dem es um seinen beruflichen Aufstieg ging, wurde ihm plötzlich schwarz vor Augen, und er musste auf dem Seitenstreifen anhalten. Zunächst glaubte er, sein Auto nie mehr von der Stelle bewegen zu können, doch dann schaffte er es doch noch, weiterzufahren und seinen Termin wahrzunehmen. Als er schließlich wieder zu Hause angekommen war, stieg er aus dem Auto und danach vier Jahre lang nicht mehr ein. Es war für ihn so bedrohlich gewesen, auf der Autobahn anhalten zu müssen, dass er schlussfolgerte: »Was ist, wenn dies wieder passiert? Du bist ein Verkehrsrisiko. Du bist nicht mehr in der Lage, Auto zu fahren. Wenn du dich wieder ins Auto setzt, wirst du einen Herzinfarkt bekommen und Unschuldige zu Tode fahren. Du bist hilflos deinem Körper ausgeliefert.« Er entwickelte Angst vor seinen körperlichen Reaktionen. Immer wieder stellte er sich vor, wie er einen Unfall verursache und hilflos auf dem Seitenstreifen stehe. Als ihm die Frühberentung drohte, begann er eine Psychotherapie. Er lernte, seine Atmung zu beeinflussen und Stresssituationen zu meistern. Schrittweise machte er sich daran, sein Auto wieder zu nutzen und sich auch wieder auf die Autobahn zu begeben.

Der Teufelskreis der Angst vor der Angst

A Situation

Der Betroffene malt sich eine Situation aus oder ist in einer Situation, in der er einen Angstanfall hatte.

B Bewertung

Hoffentlich bekomme ich keinen Anfall: Es wäre schrecklich… Ich kann es nicht ertragen. Ich kann mich nicht kontrollieren. Ich schaffe das nicht. Ich werde bestimmt umfallen, ohnmächtig werden, einen Herzinfarkt bekommen, ersticken, ausrasten … Alle sehen es, wenn es mir schlecht geht. Sie denken, ich bin verrückt, ein Schwächling …

C Gefühle, Körperreaktionen und Verhalten

Körperliche Reaktionen, Angst

Die negativen Bewertungen erzeugen aber nicht nur Erwartungsangst, erhöhen die Wahrscheinlichkeit eines Panikanfalls und führen gegebenenfalls zur Meidung. Sie können auch den Panikanfall auslösen oder verstärken, nämlich dann, wenn der Betroffene seine körperlichen Veränderungen falsch bewertet und dramatisiert.

A Wahrnehmung körperlicher Veränderungen

Mein Herz schlägt schneller oder stolpert, ich bekomme schlecht Luft, mir wird schwindelig, ich habe ein Engegefühl in der Brust, ich fühle mich benommen, ich bekomme einen Schweißausbruch.

B Bewertung

Gefahr, jetzt muss ich sterben, jetzt falle ich um, jetzt werde ich verrückt, … Andere sehen, wie hilflos ich bin.

C Gefühle, Körperreaktionen und Verhalten

Verstärkung der Angst, Panik, verstärkte körperliche Reaktionen, hyperventilieren, ich rufe den Notarzt oder gehe zum Hausarzt.

Manchmal beginnt der Betroffene zu hyperventilieren. Er atmet zu heftig, flach oder übermäßig tief und intensiv. Dadurch wird zu viel Kohlendioxid ausgeatmet und die Blutzusammensetzung verändert. Das Blut kann nicht mehr genügend Sauerstoff transportieren, es kommt zu Sauerstoffmangel, sodass die Körperbewegungen nicht mehr richtig koordiniert werden können. Es kommt zu Kribbeln oder Starrheit in Händen und Füßen, Herzrasen, Übelkeit, vorübergehenden Sehstörungen, Schwindel, Ohnmachtsgefühlen, Benommenheit, dem Gefühl, neben sich zu stehen, Kurzatmigkeit, Atemnot, Schweißausbrüchen, Zittern, Muskelzuckungen, Schluckbeschwerden, Kloßgefühlen, Übelkeit, Bauchschmerzen usw. – was wiederum seine Angst und das Panikerleben verstärkt. Die Bauchatmung, ist hierfür übrigens ein wirksames Gegenmittel – wir kommen später noch darauf zurück.

Generell fürchtet der Betroffene sich vor seinen körperlichen Reaktionen und dem Panikgefühl, das ihn plötzlich überfällt, lähmt und beschämt. Er fürchtet sich, einen Herzanfall zu bekommen und zu sterben. Er fürchtet sich davor, in Ohnmacht zu fallen und zu stürzen. Er fürchtet sich, wahnsinnig zu werden und in der Irrenanstalt zu landen. Er fürchtet, überzuschnappen, wild um sich zu schlagen und zu schreien. Aber er droht weder verrückt zu werden, noch ist er körperlich krank. Wenn es ihm die Sprache verschlägt oder er sich nicht mehr willentlich konzentrieren kann, hat das seine Ursache nicht darin, dass er den Verstand verliert. Er beschäftigt sich so stark mit möglichen Gefahren, dass kein Platz mehr bleibt für Konzentrationsleistungen.

In 90 Prozent der Fälle kommt es niemals zu den befürchteten extremen Reaktionen, die er sich in seinem Geiste ausmalt. Der Betroffene wird nicht bewusstlos auf der Straße zusammenklappen, beginnt nicht zu schreien, verliert nicht die Beherrschung. Aber wenn er sich diese Vorfälle genügend ausmalt, wird er in seinem Körper entsprechende körperliche Stress-Reaktionen bewirken. Die Gefahr, dass dem Betroffenen etwas wirklich Schreckliches zustößt, ist nicht größer als bei einem Menschen, der keine Angst hat.

Wie Sie mit der Angst vor der Angst umgehen können

Schritt 1

Erwarten Sie Ihre Angst und begegnen Sie ihr mit der Einstellung: »Dich kenne ich. Du musst in dieser Situation auftauchen. Es ist alles in Ordnung. Du kannst wieder verschwinden. Es besteht keine Gefahr Du kannst mich nicht irreführen. Ich mache jetzt die Spontan-Entspannungstechnik und konzentriere mich auf meinen Atem.«

Schritt 2

Überprüfen Sie Ihre Bewertung der »Gefahr«. Was spricht dafür, dass ein Herzinfarkt, ein Schlaganfall, eine Ohnmacht unmittelbar bevorsteht? Was spricht für einen Tumor? Was hat der Arzt Ihnen beim letzten Mal als Befund mitgeteilt? Haben Sie schon jemals eine Ohnmacht erlebt? Was spricht dagegen? Was könnte dafür sprechen, dass Ihre körperlichen Reaktionen lediglich Signale Ihrer Angst sind? Woher könnten Ihre körperlichen Reaktionen noch kommen? Welche Beweise gibt es?

Herr J. verspürt z.B. Herzrasen und denkt sofort an einen Infarkt. Auf Nachfragen stellt er fest, dass er heute morgen Kaffee getrunken hat, der ihn immer etwas »hibbeliger« werden lässt. Außerdem hat er sich ausgemalt, wie er morgen beim Betriebsausflug umfallen würde und seine Kollegen ihn hilflos auf dem Boden liegen sehen. Er sagt sich: »Bei solch negativen Gedanken muss mein Herz zu rasen beginnen, denn ich mache mir Angst vor dem Betriebsausflug. Ich werde meinen Atem jetzt verlangsamen und mir dann überlegen, wie ich morgen den Betriebsausflug für mich zum Erfolg machen kann.«
Frau Ö. wird es schwindelig, und sie denkt an einen möglichen Hirntumor. Als sie sich bei ihren Gedanken ertappt und sie überprüft, muss sie sich klarmachen, dass ihr bereits drei Ärzte attestiert haben, dass ihr Gehirn vollkommen in Ordnung ist. Sie korrigiert ihre Gedanken und sagt sich: »Laut ärztlichem Befund bin ich vollkommen gesund. Mein Schwindel ist nur Folge meiner negativen Gedanken.«

Schritt 3

Kämpfen Sie nicht gegen das Panikgefühl an. Es muss kommen, weil Sie es sich angewöhnt haben bzw. in einer Stresssituation sind. Es ist sozusagen ein alter Bekannter von Ihnen. Erinnern Sie sich daran: »Mein Körper reagiert normal, so wie ich es ihm angewöhnt habe. Seine Reaktion wird vorübergehen, wenn ich mich auf den Atem konzentriere und ihm Entwarnung gebe. Ich werde es aushalten können. Die körperliche Reaktion ist in keiner Weise gefährlich oder schädlich – nur unangenehm. Es wird nichts Schlimmes passieren. Sie wird vorübergehen.«

Schritt 4

Konzentrieren Sie sich auf Ihren Atem und machen Sie die Spontan-Entspannung (siehe Seite 125 f.). Zählen Sie von 1001 bis 1006 (eintausendundeins, eintausendundzwei, ... eintausendundsechs), während Sie den Atem anhalten. Zählen Sie stur und konzentrieren Sie sich auf den Atem, immer wieder. Sie werden ruhiger werden, weil Sie Ihrem Körper durch das langsame Atmen Sauerstoff entziehen.

Schritt 5

Lenken Sie sich ab, indem Sie Ihr Bewusstsein auf die Umgebung lenken, z.B.: Was sehen Sie, was hören Sie, was riechen Sie? Was möchten Sie heute noch erledigen? Summen Sie ein Lied vor sich hin, statt darüber zu grübeln, was Ihnen zustoßen könnte. Wenn Sie sich ablenken, wird sich Ihr Körper wieder beruhigen.

Schritt 6

Achten Sie auf Ihre Körperhaltung. Nehmen Sie bewusst eine entspannte Haltung ein. Erinnern Sie sich beispielsweise an eine Situation, in der Sie eine schwierige Aufgabe gelöst haben, erfolgreich und sehr stolz auf sich waren. Welche Körperhaltung haben Sie damals eingenommen, wie war Ihre Kopfhaltung, wie die Blickrichtung der Augen?

Schritt 7

Erinnern Sie sich daran: Panik *schützt* Sie vor Kollaps und Ohnmacht, da die Gefäße verengt werden. Blut wird dadurch in alle wichtigen Muskeln Ihres Körpers gepumpt und macht Sie sogar bereit für ungeahnte Höchstleistungen.

Schritt 8

Setzen Sie Ihre körperliche Energie in Bewegung um. Hierdurch werden Anspannung und die Stresshormone abgebaut.

In Vorbereitung auf zukünftige Situationen können Sie Folgendes tun:

Schritt 9

Machen Sie positive Vorstellungsübungen. Sie wissen, dass Ihre Angst entstehen muss, wenn Sie sich ausmalen, in einer Situation einen Panikanfall zu bekommen, völlig hilflos irgendwo herumzuliegen oder Amok zu laufen. Sie wissen, dass Sie mit solch einer Vorstellungsübung auch üben, in der tatsächlichen Situation so zu reagieren. Ersetzen Sie deshalb Ihre Bilder und Einstellungen und *üben*

Sie, wie Sie in Zukunft gerne denken, sich fühlen und verhalten möchten.

a) Korrektur der *Einstellungen:*
Sagen Sie sich, wenn Sie sich die Situation, vor der Sie Angst haben, im Geiste vorstellen: »Ich spüre, wie ich ein wenig nervös werde und mich schwindlig fühle. Deshalb entspanne ich mich jetzt und mache die Spontan-Entspannungstechnik. Dann wird die Nervosität vorübergehen. Ich bin in Kontrolle meiner Gefühle.«

b) Korrektur der *Vorstellungen:*
Stellen Sie sich vor, wie Sie die ersten leichten körperlichen Signale eines Anfalls verspüren und sich sagen: »Ich spüre jetzt … Das ist in Ordnung. Es wird vorübergehen, wenn ich die Bauchatmung mache und eine entspannte Körperhaltung einnehme.« Sehen Sie, wie Sie die Atemübung machen und sich entspannen. Machen Sie mindestens dreimal täglich für zehn Minuten diese Vorstellungsübung, vor allem dann, wenn Sie Ihren Katastrophenfilm abspielen lassen.

Schritt 10

Setzen Sie den Gedankenstopp ein (siehe Seite 122). Sobald Sie sich gedanklich oder in der Vorstellung mit einer Situation, vor der Sie sich Angst machen, beschäftigen, befehlen Sie sich: »Stopp«. Dann denken Sie das Wörtchen »Ruhe« und entspannen ganz bewusst Ihre Muskeln und konzentrieren sich in Gedanken auf eine angenehme oder neutrale Situation. Wird Ihrer Vorstellung dadurch kein

Einhalt geboten, schlagen Sie beim Stopp-Rufen auf den Tisch oder klatschen Sie in die Hände. Sie müssen aus Ihrer Vorstellung herausgerissen werden.

Der Ablauf des Gedankenstopps sieht wie folgt aus: *Ängstlicher Gedanke oder Vorstellung – Stopp! – Ruhe – Muskelentspannung – neutraler Gedanke oder positive Vorstellung.*

Der Gedankenstopp sollte eingesetzt werden, sobald Sie und jedesmal wenn Sie Ihren Katastrophenfilm abspulen. Es wird zu heftigen Debatten zwischen dem Saboteur und dem Stopp-Gedanken kommen – manchmal hunderte Male am Tag. Jede Sekunde, die Sie an Zeit gewinnen, durch Stopp-Gedanken und Entspannen, hilft Ihrem Körper, sich an Entspannung zu gewöhnen.

Schritt 11

Unterbrechen Sie Ihre Katastrophengedanken durch folgende kleine Übung:

Wenn Sie Angst erzeugende Gedanken haben und sich angespannt fühlen, setzen Sie sich hin, stellen die Füße auf den Boden und lassen Ihre Hände mit den Handflächen nach unten auf den Oberschenkeln ruhen. Dann klopfen Sie mit dem rechten Zeigefinger einmal auf den rechten Oberschenkel, danach mit dem linken Zeigefinger auf den linken Oberschenkel. Klopfen Sie ungefähr zweimal pro Sekunde, ein Klopfen pro Oberschenkel. Konzentrieren Sie sich weiter auf Ihre negativen Gedanken und Gefühle, während Sie abwechselnd den linken und den rechten Oberschenkel antippen. Dies setzen Sie ungefähr drei Minuten fort.

Danach prüfen Sie, ob Sie schon entspannter sind und

ob sich Ihre negativen Gedanken geändert haben und z. B. neutraler geworden sind. Wenn nicht, wiederholen Sie die Übung.

Schritt 12

Sprechen Sie die Kapitulation aus. Es gibt im Leben nicht die absolute Sicherheit. Kein Arzt kann Ihnen garantieren, dass Sie nicht irgendwann doch einen Herzinfarkt oder Schlaganfall bekommen. Wenn Sie zwei bis drei Diagnosen eingeholt haben und keine Auffälligkeiten festgestellt wurden, dann belassen Sie es dabei. Konzentrieren Sie sich stattdessen darauf, den Tag zu genießen und alles zu tun, um die Gesundheit zu erhalten. Achten Sie auf gesunde Ernährung und ausreichend Bewegung und Entspannung.

14. Die Angst vor Dingen und Örtlichkeiten (Phobien)

Wer an einer Phobie leidet, fürchtet nicht bestimmte Objekte oder Ereignisse selbst, sondern die Konsequenzen seiner Anwesenheit in einer bestimmten Situation oder die Konsequenzen seines Kontakts mit einem bestimmten Objekt.

Er ist sich meist bewusst, dass seine Angst unsinnig und unbegründet ist, und dennoch bleibt die unsinnige Angst bestehen. Er kann die Phobie durch Logik nicht abbauen und vermeidet fast immer die Angst auslösenden Situationen.

Allen Ding- und Örtlichkeitsphobien ist gemeinsam, dass der Betroffene viel Zeit darauf verwendet, rechtzeitig die »Gefahrensignale« für das Zusammentreffen mit denselben zu erkennen. Gedanken und Vorstellungen kreisen um dieses Thema. Der Betreffende will immer bereit sein, die Angst zu vermeiden.

Unglücklicherweise erreicht der Betreffende damit jedoch eine permanente Anspannung. Manche Menschen entwickeln infolge davon sogar zwanghafte Verhaltensweisen, um die Angst zu bewältigen. Sie kontrollieren zigmal, ob der Gashahn abgedreht, die Tür richtig verschlossen ist, waschen sich unzählige Male die Hände. Sie beziehen ihre Partner und Freunde mit ein, um »das Vorfeld abzuklären«.

Die Ängste vor Dingen und vor Örtlichkeiten sind wesentlich konkreter als die Platzangst. Gewöhnlich ist es für den Betroffenen leichter, diese Situationen zu umgehen, und er fühlt sich nicht ganz so hilflos. Ist der Betroffene noch weit von der »Gefahrensituation« entfernt, ist er meist der Meinung: »Ich weiß, dass keine wirkliche Gefahr besteht«.

Je näher er der Situation kommt, desto mehr ist er jedoch davon überzeugt, »die Situation ist gefährlich«. In extremen Fällen kann jedoch auch schon allein der Gedanke an die Situation die Angst hervorrufen. Die Furcht als solche ist nicht irrational, denn meist besteht tatsächlich eine Gefahr in der Situation, aber die Gefahr ist unwahrscheinlich.

Angst vor Örtlichkeiten

Angst vor Höhen (Akrophobie)

Die Angst tritt auf, wenn der Betreffende sich im oberen Stockwerk eines hohen Gebäudes oder auf einem Berggipfel befindet. Der Betreffende hat die Fantasie, einzubrechen, hinunterzufallen und schwer verletzt oder getötet zu werden, und bekommt als Folge davon Angst. Gelegentlich hat der Betroffene auch die Fantasie, er könnte die Kontrolle über sich verlieren und sich selbst hinunterstürzen.

Körperlich reagiert er mit Schwindel, der so stark sein kann, dass alles um ihn herum unwirklich erscheint und sich der Boden in seiner Wahrnehmung zu senken beginnt. Die Meidung von Höhen oder das Hinuntersteigen führt zu einer Befreiung von der Angst.

Angst vor großen, kleinen oder geschlossenen Räumen (Klaustrophobie)

Diese Angst vor dem Eingeschlossensein tritt in vielen Variationen auf. Sie ist sehr weit verbreitet. Manche Menschen sehen sich außerstande, in der U-Bahn zu fahren, ohne in Panik zu geraten, andere erleben ihre Angst im Fahrstuhl, Auto, Theater oder geschlossenen Räumen. Der Betroffene hat die Fantasie, eingesperrt zu sein und nicht mehr aus dem Raum zu können, oder umzufallen, keinen Halt zu haben.

Seine Angst wird verstärkt durch Räume ohne Fenster und abgeschlossene Türen. Körperlich reagiert er häufig mit Beklemmungen in der Brust, er befürchtet zu ersticken.

Leitgedanke ist: in der Falle zu sitzen und keine Kontrolle mehr zu haben.

Angst vor Aufzügen

Der Betroffene hat die Vorstellung, im Aufzug stecken zu bleiben, zu verhungern oder mit dem Aufzug in die Tiefe zu stürzen.

Manche befürchten, nicht mehr genug Luft zu bekommen und zu ersticken. Manche fürchten sich auch vor den Menschen im Aufzug, deren Ablehnung, wenn ihnen schlecht wird.

Die Angst kann so weit führen, dass der Betroffene seinen Arbeitsplatz, seine Wohnung, seine Freunde danach auswählt, keinen Aufzug benutzen zu müssen. Dahinter kann sich die Angst vor Höhen oder vor dem Eingeschlossensein verbergen.

Angst vor Brücken

Dahinter steckt die Vorstellung, von der Brücke zu stürzen, auf der Brücke stecken zu bleiben und nie mehr weiterfahren zu können. Er hat die Vorstellung, verletzt zu werden, entweder, weil die Brücke einstürzen könnte, oder weil er über das Geländer stürzen oder springen könnte.

Angst vor Tunnel

Dahinter steht die Vorstellung, nie mehr aus dem Tunnel herauszukommen, die Vorstellung, dass der Tunnel über ihm einstürzen könnte, dass er ersticken oder von einer akuten lebensgefährlichen Krankheit befallen werde und außerstande sei, rechtzeitig Hilfe zu holen. Häufig erlebt der Betroffene eine Atemnot, wenn er durch den Tunnel fährt.

Angst vor dem Fliegen

Der Betroffene hat die Vorstellung, mit dem Flugzeug abzustürzen oder zu ersticken, weil die Belüftung defekt ist, sich zu übergeben und sich vor den anderen Fluggästen zu blamieren. Andere haben die Idee, dass das Flugzeug in der Luft explodiert, der Motor aussetzt, die Flügel abbrechen und es sich in eine brennende Todesfalle verwandelt.

Angst vor dem Auto-/Bus-/Bahn-Fahren

Dahinter steht die Vorstellung, auf der Autofahrt werde dem Betroffenen schlecht und er könne nicht anhalten und nicht weiterfahren. Oder die Vorstellung, sich in der Stadt zu verfahren und nie mehr nach Hause zu kommen. Wer Angst vor Bahn- oder Busfahrten hat, sieht sich, wie ihm beim Fahren schlecht wird, er ohnmächtig wird, alle Menschen ihn fassungslos anstarren und er völlig hilflos ist. Häufig hat der Betroffene selbst in dieser Situation eine schlechte Erfahrung gemacht oder darüber in der Zeitung gelesen.

Angst, alleine in der Wohnung zu sein

Dahinter steht die Vorstellung, es könne einem in der Wohnung etwas passieren und niemand wäre da, Hilfe zu holen. Sei es, dass ein Einbrecher kommt oder man plötzlich einen Herzinfarkt bekommt.

Angst vor tiefem Wasser/Schwimmen

Der Betreffende hat die Vorstellung, plötzlich ohnmächtig zu werden, hilflos im Wasser zu treiben, und niemand ist da, der helfen kann. Er sieht sich qualvoll ertrinken.

Angst vor Gottesdiensten, Theaterveranstaltungen, Kinobesuchen

Dahinter verbirgt sich die Idee, dass man in der Veranstaltung plötzlich umfallen, laut schreien oder etwas tun könnte, womit man die Aufmerksamkeit unangenehm auf sich zieht. Auch die Vorstellung, die Veranstaltung nicht verlassen zu können, ohne aufzufallen, führt zu der Angst.

Angst vor Dingen und Ereignissen

Angst vor dem Arzt oder vor der ärztlichen Behandlung

Der Betroffene sieht sich völlig hilflos dem Arzt ausgeliefert, voller Schmerzen. Häufig geht dieser Angst vor der ärztlichen Behandlung ein tatsächlich unangenehmes Erlebnis beim Arzt voraus.

Angst vor Krankheiten (Aids, Krebs, Herzinfarkt)

Der Betroffene malt sich aus, wie er diese Krankheit bereits hat und schmerzlich zugrunde geht. Er studiert z. B. Todesanzeigen, um Menschen zu finden, die in seinem Alter bereits gestorben sind. Er befasst sich täglich eingehend mit dem Thema Krankheiten, stellt Befragungen bei seinen Bekannten an, wird hellhörig bei jedem wissenschaftlichen Bericht zu diesem Thema. Er sucht stets Informationen zu einem negativen Ausgang. Täglich betrachtet er sich eingehend, geht bei jeder kleinsten körperlichen Veränderung zum Arzt. Findet dieser nichts, konsultiert er mehrere andere. Im Gegensatz zur Hypochondrie glaubt der Betroffene daran, nur an einer bestimmten Krankheit zu erkranken.

Angst vor Tieren (Katzen, Hunden, Spinnen, Vögeln, Würmern, Schnecken, Schlangen)

Die meisten dieser Ängste rühren von der Kindheit her. Jeder Mensch durchläuft in der Kindheit eine Phase, in der er Angst vor Tieren hat. Die meisten Menschen überwinden diese Angst schon in der Kindheit. Bis zur Pubertät leiden Jungen wie Mädchen gleich häufig unter diesen Ängsten. Meist bleibt die Angst jedoch nur bei den Frauen bestehen. Erwachsene, die diese Ängste haben, haben Vorstellungen, dass sie die Berührung mit dem Tier nicht überleben können oder von dem Tier angefallen werden. Sie verknüpfen mit dem Tier »Gefahr«. Häufig genügt schon allein der Name des Tieres oder eine Abbildung, um die Angst auszulösen. Meidung oder Flucht sind meist die Strategien, die eingesetzt werden, um der Angst zu entgehen. Bei Vögeln können das Flattern, die Federn oder das Geschrei zu Signalen werden, die mit Angst verknüpft werden.

Angst vor Gewitter, Dunkelheit, Feuer, Sonne

Diese Ängste werden erzeugt durch die Vorstellung, dass Gewitter, Dunkelheit, Feuer oder Sonne gefährlich sind. Die Vorstellung handelt auch hier davon, diese Situation nicht oder nur schwer überleben zu können.

Angst vor dem Tod

Die Angst vor dem Tod kann durch verschiedene Vorstellungen erzeugt werden:
- Durch die Vorstellung eines plötzlichen Todes
- Durch die Vorstellung einer schleichenden Krankheit mit Schmerzen und Entstellung
- Durch die Vorstellung, dass der Tod ein Zustand des Leidens ist

– Durch die Vorstellung, dass das Sterben ein schmerzhafter Prozess ist

Häufig ist damit auch das unrealistische Verlangen nach Sicherheit verknüpft. Manche Menschen sind auch der Meinung, dass das Sich-Sorgen-Machen den Tod abwehrt, und dass sie sterben werden, wenn sie sich nicht mehr sorgen. Andere sehen es als unfair an, sterben zu müssen.

Weitere Ängste in diesem Themenbereich

– Angst vor Schmutz und Bakterien
– Angst vor lauten Geräuschen
– Angst vor Unfällen

Multiple Phobien

Unter Multiplen Phobien versteht man die Tatsache, dass ein Mensch mehrere Phobien gleichzeitig besitzt.

Viele Menschen leiden unter den verschiedensten Ängsten, die auf den ersten Blick in keinerlei Zusammenhang zu stehen scheinen. Häufig findet man jedoch dahinter eine gemeinsame Grundidee. Beispielsweise hat Frau G. Angst vor dem Lift, vor dem Straßenbahnfahren, vor Menschenansammlungen und vor dem Einkaufen. Die gemeinsame Grundidee ist die Angst davor, dass sie umfallen könnte und keine Kontrolle mehr über sich hätte. Herr M. hatte Angst vor dem Autofahren und dem Telefonieren. Die dahinterstehende Angst war die Angst, Verantwortung zu übernehmen. Herr L. hatte Angst vor jeglicher Situation, in der er eingeschlossen war und nicht schnell entrinnen konnte. Dahinter stand die Angst, in der Ehe gefangen zu sein.

Häufig sind es die Grundideen, die Kontrolle über sich zu verlieren und in eine peinliche Situation zu geraten und abgelehnt zu werden oder die Kontrolle zu verlieren und anderen Leuten zu schaden, die sich dahinter verbergen.

Auch bei Phobien gibt es, wie wir bereits ausführlich besprochen haben, mehrere Ursachen, die ich hier noch einmal kurz in Erinnerung rufen möchte:

- Ein einziges traumatisches Ereignis kann dazu führen, dass Sie jedesmal ängstlich werden, wenn Sie mit einer ähnlichen Situation konfrontiert werden.
- Die erste Angstreaktion tritt auf, weil Sie infolge einer beständigen Überforderung oder ungelöster Konflikte unter starker Anspannung stehen. Die Angst baut sich schleichend auf.
- Sie haben von etwas Schlimmem gehört oder malen sich aus, dass in dieser Situation etwas Schlimmes passieren könnte.
- Es handelt sich um eine noch nicht überwundene Angst aus der Kindheit.
- Sie haben etwas Schlimmes erlebt und verknüpfen die Reize der eigentlich harmlosen Situation jetzt mit den Gefahrensignalen des Erlebten.

So hat z.B. Frau B. ihren Mann in einem Café mit seiner Freundin erwischt und hat seitdem Angst, in Cafés zu gehen.

Wenn der Betreffende tatsächlich etwas Schlimmes erlebt hat, einen körperlichen Zusammenbruch, einen Autounfall, eine Explosion etc., läuft es in der Regel so ab, dass der Betroffene sich etwa zwei Wochen nach dem eigentlichen traumatischen Ereignis seiner Angst bewusst wird. Zunächst ist die Reaktion relativ leicht, doch jedes Mal, wenn er in die gleiche Situation kommt oder daran denkt, verschlimmert sie sich. Als Reaktion auf diese Angstreaktion entwickelt der Betroffene dann Vermeidungs- und Fluchtstrategien.

Und so beginnt der Kreislauf: Sie denken häufig an die Situation, bewerten die Situation dabei als gefährlich und lösen dadurch Ihre Angstreaktion aus. Ihre Angstreaktion verunsichert Sie, und Sie bekommen in der Folge noch mehr Angst.

Gleichgültig, wie genau Ihre Einstellung und Vorstellung entstanden sind, jetzt entsteht die Angst durch Ihre Bewertung »Gefahr« und Ihre Fantasie, dass Sie diese Situation oder die Konfrontation mit dem Gegenstand nicht oder nur schwer überleben können. Wenn Sie an die Situation oder den Gegenstand denken, über sie lesen, einen Film oder eine Fernsehsendung sehen, leuchten in Ihrem Kopf die Alarmlämpchen auf. Für manche Menschen genügen schon entfernte Hinweise wie z. B. das Lesen einer Todesanzeige von einem fremden Menschen, das Lesen eines Zahnarztschildes, die Ankündigung, nächstes Jahr im Urlaub durch einen Tunnel zu fahren, das Bild eines Hundes in einem Tierbuch, um die Bewertung »Gefahr« und damit verbunden Angst auszulösen. Sie werden zu einem wahren Experten darin, schon lange im Voraus »eine Gefahr zu wittern«.

Bei den Hinweisreizen läuft der Katastrophenfilm blitz-schnell ab, und dieser erzeugt wiederum Angst und die damit verbundenen Körperreaktionen. Mit jeder Wiederholung des Films wird die Überzeugung, dass die Situation lebensgefährlich ist, größer.

Ist die Angst erst einmal entstanden und zur Routine geworden, helfen auch noch so starke Selbstverurteilungen und Appelle an sich selbst nichts. Die Angst hat nichts mit mangelnder Intelligenz zu tun. Sie hat mit dem »Denkprogramm« zu tun, das Sie sich zugelegt haben, und dessen Auswirkungen im körperlichen und seelischen Bereich.

Wie können Sie sich von Ihrer Angst befreien?

Ziel ist es insbesondere bei Ding-Phobien, dass Sie Ihr Vermeidungsverhalten aufgeben und sich dem gefürchteten Objekt nähern. Sei es, weil Sie selbst oder jemand anderer eine schlimme Erfahrung mit diesem Objekt gemacht hat, haben Sie sich entschlossen, sich nicht dieser Gefahr auszusetzen.

So haben Sie bis jetzt die Chance verpasst, zu bemerken, dass die Situation nicht generell gefährlich ist. Jetzt müssen Sie lernen, sich trotz Ihres Unbehagens allmählich der Situation anzunähern.

Hierzu werde ich Ihnen nun im Folgenden geeignete wirksame Strategien aufführen. Ziel ist die Bewältigung der Furcht.

Schritt 1

Nehmen Sie Ihr Arbeitsbuch zur Hand und schreiben Sie zunächst einmal auf, wovor Sie Angst haben.

Wenn Sie vor mehreren Situationen oder Dingen Angst haben, suchen Sie nach Gemeinsamkeiten und sortieren Sie die Ängste nach der Bedeutung und Einschränkung für Sie.

Schritt 2

Machen Sie nun zu den Angstsituationen je ein ABC der Gefühle.

A Welches ist die Situation?

Wovor habe ich Angst? Vor welchen Situationen oder Dingen?

Versuchen Sie möglichst genau zu beschreiben: bei Tieren: Größe, Farbe, Ort, Entfernung; bei Dingen: Raum, Größe, Anzahl der Personen …

Löst allein schon der Gedanke an die Situation oder die Vorstellung der Situation Angst aus?

B Beobachtung Ihrer Gedanken

Wie bewerte ich die Situation? Was habe ich über die Situation gedacht?

Notieren Sie alle Ihre Befürchtungen und Katastrophenideen.

C Gefühl, Körperreaktionen und Verhalten

Wie fühle ich mich und wie reagiere ich körperlich? Wie verhalte ich mich?

Beispiel für die Anwendung von Schritt 2
Bei Herrn L., der Angst vor Tunnel hatte, sah das ABC der Gefühle so aus:

A Situation:
Ich sehe ein Hinweisschild: Zum Tunnel noch 2 Kilometer.

B Bewertung:
Durch den Tunnel kann ich nicht fahren. Das überlebe ich nicht. Ich werde ersticken.

C Gefühle, Körperreaktionen und Verhalten:
Angst, Schweißausbrüche, Herzklopfen, Meidung des Tunnels, fahre lieber 50 Kilometer Umweg

Schritt 3

Überprüfen Sie Ihre Bewertung und erarbeiten Sie eine alternative Bewertung.

1. Entspricht es den Tatsachen, dass das, was ich als gefährlich ansehe, eintreten wird? Entspricht es den Tatsachen, dass das, was ich als gefährlich ansehe, wirklich lebensgefährlich ist? Woher weiß ich das?

2. Wenn das von mir als lebensgefährlich bewertete Ereignis tatsächlich unangenehm sein könnte, wie wahrscheinlich ist es, dass dies eintritt? Ist es ein Ereignis niedriger Wahrscheinlichkeitsstufe?

3. Gibt es Möglichkeiten, das von mir als lebensgefährlich angesehene Ereignis zu verhindern?

4. Was wäre, wenn das von mir als lebensgefährlich bewertete Ereignis wirklich eintreffen würde? Wie kann ich dann überleben?

5. Welche Auswirkung hat das auf mein ganzes weiteres Leben?

6. Verspüren alle Menschen gleichermaßen Angst vor dieser Situation?

7. Was verliere ich, wenn ich nicht in die Situation gehe, die ich als lebensgefährlich ansehe? Beruflich? Privat? Was gewinne ich, wenn ich in die Situation gehe und es trotz möglicher Gefahr wage? Beruflich? Privat?

Beispiel für die Anwendung von Schritt 3

Die Überprüfung der Gedanken von Herrn L. ergab:

1. Entspricht es den Tatsachen, dass ich die Fahrt durch den Tunnel nicht überleben, sondern ersticken werde? Nun, ich weiß es nicht, ob das passieren wird. Ich kann nicht in die Zukunft sehen. Im Augenblick bin ich körperlich gesund. Wenn ich wirklich ersticken sollte, ist das für mich eine Frage auf Leben und Tod.

2. Prinzipiell ist es möglich, dass der Tunnel einstürzt und ich dann ersticken werde. Es ist auch möglich, dass mich eine Biene sticht und ich allergisch reagiere und keine Luft mehr bekomme. Aber es ist unwahrscheinlich. Früher bin ich auch durch Tunnel gefahren – ohne Angst – und nicht erstickt. Täglich fahren Tausende von Menschen durch den Tunnel und ersticken nicht. Es ist unwahrscheinlich, dass mir das passiert.

3. Um die Gefahr zu reduzieren, werde ich mich besonders um gleichmäßiges Atmen bemühen.

4. Wenn ich wirklich ersticken würde, könnte ich auch nichts daran ändern.

5. Ich weiß nicht, wie viele Menschen Angst vor dem Tunnel haben und ihn meiden. Ich weiß auch nicht, wie viele trotz Angst durch den Tunnel fahren.

6. Wenn ich nicht durch den Tunnel fahre, verliere ich Zeit, es kostet mich Sprit und ich fühle mich unfähig. Wenn ich durch

den Tunnel fahre, werde ich stolz auf mich sein, meine Angst bewältigt zu haben.

Nun haben Sie wieder die Phase 1 des Umlernprozesses hinter sich gebracht. Sie wissen, warum Sie Angst haben müssen, wie Sie denken müssen, um keine Angst mehr zu haben – aber Ihr Gefühl erzählt Ihnen noch die alte Geschichte: wie gefährlich die Situation sei. Deshalb müssen wir zu Phase 2 des Umlernprozesses übergehen: Die Übung in der Vorstellung und in der Realität.

Schritt 4

Entspannen Sie sich mit der Spontan-Entspannungstechnik (siehe Seite 126ff.) oder der Progressiven Muskelentspannung (siehe Seite 125f.) und machen Sie Vorstellungsübungen, in denen Sie sehen, wie Sie sich entsprechend Ihren neuen Gedanken verhalten (Bewältigungsvorstellung). Sehen Sie, wie zunächst die alte Angstreaktion auftaucht, wie Sie sie erwarten und anders mit ihr umgehen. Sehen Sie, wie Sie sich sagen: »Auf dich habe ich schon gewartet. Du musst jetzt kommen, weil ich dich bis jetzt immer durch mein Katastrophenprogramm hervorgerufen habe. Ich gehe jetzt anders mit dir um, dann wirst du wieder verschwinden. Mit jedem Mal, an dem ich übe, wirst du mehr und mehr verschwinden. Ich atme jetzt ruhig und sage mir meine neuen Gedanken …« Dann sagen Sie sich die Gedanken, die Sie in Ihrem ABC erarbeitet haben.

Beispiel für die Anwendung von Schritt 4
Bei Herrn L. sah die Vorstellungsübung wie folgt aus:

Zunächst einmal brachte er sich mit der Progressiven Muskelentspannung in einen entspannten Zustand. Dann stellte er sich möglichst konkret vor: »Ich fahre mit meinem Auto und sehe das Schild: Zum Tunnel noch 2 Kilometer. Ich spüre mein Herz klopfen und wie ich zu schwitzen beginne.

Ich denke mir: Diese Reaktion kenne ich, da ist mein altes Programm in Aktion. Mein Herz wird sich wieder beruhigen, wenn ich die Atemübung mache. Ich weiß, dass es unwahrscheinlich ist, dass ich im Tunnel ersticken werde. Tausende fahren täglich durch den Tunnel. Ich bin körperlich gesund. Ich atme bewusst ruhig und fahre durch den Tunnel.«

Schritt 5

Nun üben Sie in der Praxis – auch wenn Ihnen Ihr Körper Angst signalisiert. Das muss am Anfang so sein. Beginnen Sie mit den Situationen, die Sie bereits in der Vorstellung zu bewältigen geübt haben. Begeben Sie sich nun in diese Situationen.

Sie können die Situation, vor der Sie Angst haben, auch noch in kleinere Schritte einteilen, also eine Hierarchie erstellen (siehe die Systematische Desensibilisierung, Seite 131ff.). So können Sie bei der Angst vor Brücken zunächst auf kleine Brücken gehen, bei der Angst vor Höhen im ersten Stock beginnen. Auch die Zeitdauer, die Sie in einer Situation verweilen, können Sie variieren. Beginnen Sie immer mit der leichtesten Stufe. Bleiben Sie so lange in der Situation, bis Sie ohne Angst dort verweilen können. Begegnen Sie Ihrer Unruhe und Nervosität mit der Spontan-Entspannungstechnik und den neuen Gedanken aus Ihrem ABC.

Weitere hilfreiche Tipps

Tipp 1

Erwarten Sie den Saboteur.

Er muss kommen, weil Sie ihn dazu erzogen haben, immer in der Situation, oder wenn Sie an die Situation denken, zu kommen.

Benutzen Sie dann Selbstinstruktionen, wenn Sie in der Situation sind und die Angst verspüren. Sprechen Sie zu sich, wenn der Saboteur sich meldet: »Ich weiß, dass du jetzt auftauchst und mir erzählen willst, wie gefährlich die Situation ist. Sie ist nicht lebensgefährlich. Ich habe Strategien, in der Situation zu bestehen. Auch wenn die Angst kommt, werde ich mich nicht aus der Situation vertreiben lassen. Ich mache dann die Atemübung oder lenke mich ab. Dann wird sie wieder abnehmen. Ich freue mich schon darauf, wie stolz ich sein werde, die Situation so gut bewältigt zu haben.«

Tipp 2

Nehmen Sie eine selbstbewusste, siegessichere Körperhaltung ein.

Sie haben die Situation im Griff. Sie können Ihre Gefühle über die Körperhaltung, die Atmung, die Muskelanspannung und Ihre Gedanken direkt beeinflussen.

Tipp 3

Setzen Sie die Bauchatmung oder Spontan-Entspannungstechnik ein.

Tipp 4

Lenken Sie sich ab, wenn die Angst auftaucht. Konzentrieren Sie sich auf andere Menschen, auf vorbeifahrende Autos, Gerüche, Geräusche, kurzum alles, was Sie von den Katastrophenideen und der zwanghaften Beobachtung Ihres Körpers wegbringt. Sie können sich auch eine angenehme Situation ausmalen.

Tipp 5

Machen Sie einen Gedankenstopp, wann immer der Saboteur auftaucht, und sagen Sie sich: »Stopp, ich habe schon entschieden, was ich tun werde. Jeder weitere Gedanke wird mir nur Angst machen. Ich habe einen Plan, der funktionieren wird – ich brauche mich nicht um andere Aspekte zu ängstigen.«

Tipp 6

Beziehen Sie Freunde oder den Partner als Unterstützung mit ein.

Sie können Ihnen Mut zusprechen und Sie ein Stück begleiten. Bleiben Sie jedoch nicht dabei stehen, immer jemanden mitzunehmen. Der letzte Schritt lautet, alleine in die Situation zu gehen.

Tipp 7

Erzählen Sie anderen von Ihrer Angst, und dass Sie daran arbeiten, sie zu überwinden (siehe hierzu auch Seite 183f.). Meist werden die Mitmenschen dann verständnisvoller und hilfsbereiter sein, wenn Sie wissen, was Sie durchmachen. Außerdem fühlen Sie sich entspannter, weil Sie keine Angst mehr vor der Entdeckung der Angst haben müssen. Ihre Angst ist kein Zeichen von einer Geisteskrankheit, sondern nur eine übertriebene Angst vor einer bestimmten Situation.

Tipp 8

Rechnen Sie mit Rückschlägen. An manchen Tagen werden Sie erst in das alte Meidungsverhalten verfallen. Akzeptieren Sie sich und machen Sie die Übung auf ein Neues. Jedes Mal zählt, wenn Sie mit Angst in die Situation gehen. Mit jedem Mal graben Sie den neuen Canyon ein wenig tiefer. Irgendwann werden Sie sich (wieder) automatisch auf Ihre Ziele, auf alles andere in dieser Situation als Ihre Angst konzentrieren können.

15. Soziale Phobie

Fallbeispiel: Frau A., 35 Jahre, Single

»Soweit ich mich zurückerinnern kann, war ich immer ein eher unsicheres Mädchen. Schon als Kind war es mir ein Gräuel, im Mittelpunkt zu stehen. Eine der schlimmsten Situationen, an die ich mich erinnern kann, war, als ich beim 60. Geburtstag meines Großvaters – ich war damals neun Jahre alt – ein Gedicht vor der versammelten Verwandtschaft aufsagen sollte. Ich bekam einfach keinen Ton heraus, und außerdem fiel mir der Anfang des Gedichts überhaupt nicht mehr ein. Zu allem Überfluss fing ich dann auch noch an zu weinen. Alle lachten mich aus. Meine Mutter wollte mich trösten und nahm mich in den Arm, was ich dann noch furchtbarer fand. Seit diesem Tag werde ich vor Geburtstagen, und wenn es um Reden-Halten geht, tatsächlich immer krank. Schon bei dem Gedanken an eine Feierlichkeit komme ich kaum noch vom Klo runter. Ich leide dann unter Schlafstörungen und kann mich nicht mehr konzentrieren. In meinem Beruf als Versicherungskauffrau hat mir meine Angst auch ziemliche Nachteile gebracht. In der Teambesprechung bin ich still, unfähig, über schwierige Fälle zu sprechen, geschweige denn auch mal was Positives von meiner Arbeit zu erzählen. Bei Beförderungen bin ich deshalb immer leer ausgegangen. Ich bin froh, wenn man mich in Ruhe lässt, aber ein wenig mehr Geld auf meinem Konto würde mir als Single auch guttun. Die Angst ist auch schuld, dass ich alleine lebe. Den Tanzkurs habe ich natürlich auch nicht mitgemacht, als meine Mitschülerinnen dort waren, und wenn mir mal jemand von meinen Kollegen ein Kompliment macht, werde ich rot, und dann ist bereits alles gelaufen. So eine Peinlichkeit – ich versuche den Kontakt mit ihm dann in Zukunft, so gut es geht, zu vermeiden. Was soll der nur von mir denken. Ich habe mich schon damit abgefunden, eben als alte Jungfer zu sterben.«

Frau A. leidet unter einer sozialen Phobie. Sie hat Angst, dass Ihr etwas aus Ihrer Sicht Peinliches, Demütigendes oder Beschämendes passieren könnte. Sie hat Angst davor, dass andere sie abwerten und ablehnen. Sie meidet Situationen, die ihr aus ihrer Sicht »gefährlich« werden könnten.

Die soziale Phobie geht wie alle Ängste auch mit körperlichen Reaktionen wie Zittern, Schweißausbrüchen, Anspannung, Bluthochdruck, Beschleunigung der Atemfrequenz usw. einher. Häufig beginnt sie mit einer Erfahrung, die der Betroffene als schlimm bewertet. Da er diese Erfahrung nicht mehr machen will, beginnt er zu meiden. Hierdurch breitet sich die Angst aus. Die Katastrophengedanken kreisen um das eigene Verhalten und die Reaktion der anderen: »Ich werde versagen.«
»Ich werde stottern, erröten, zittern, den Faden verlieren, die Kontrolle verlieren.«, »Mir wird schlecht werden.«, »Der andere wird mich ablehnen.«, »Er wird mich für einen Versager halten.«, »Er wird mich auslachen, verspotten.«

Wie die meisten anderen Ängste entstehen auch die sozialen Ängste nicht durch ein bestimmtes Ereignis als solches (A), sondern durch bestimmte negative Fantasien und negative Bewertungen (B), die wir uns zu diesem Ereignis machen. Im Brennpunkt der sozialen Phobien stehen Fragen wie, ob man beliebt oder unbeliebt ist, ob man akzeptiert oder abgelehnt wird, ob man bewundert oder ausgelacht wird.

Wegen des unangenehmen Gefühls, das durch negative Selbstbewertungen entsteht, fürchtet sich der Betroffene davor, dumm, unfähig und schwach zu wirken. Die Furcht bezieht sich auf möglicherweise schlimme Reaktionen anderer Menschen sich selbst gegenüber.

Angst, andere könnten erkennen, dass ich Angst habe

Bei vielen Betroffenen ist die Angst davor, dass andere ihre körperlichen Reaktionen und Ängste bemerken und negativ darauf reagieren, so groß, dass sie lieber ein Magen- oder Darmgeschwür als Ausdruck von Angst wählen würden, als rot zu werden oder zu zittern.

Der Grund hierfür liegt darin, dass man diese Signale von außen erkennen kann. Sie haben die Einstellungen »Wenn ich ein normaler Mensch wäre, würde ich in der … Situation nicht so nervös sein.«, »Die anderen sehen mir an, dass ich Angst habe. Wenn ich Angst habe, bedeutet das, ich bin ein Versager und Schwächling.« oder »Es ist eine Schwäche, Angst zu haben, rot zu werden, zu zittern, zu stottern …« Häufig gelangen wir durch unsere Erziehung zu diesen Einstellungen, oder aber auch, indem wir uns selbst solch eine Norm schaffen. Wir selbst erzählen uns, dass wir dumm, unfähig, minderwertig, kindisch sind, weil wir Angst haben. Wir erzählen uns, dass alle Menschen unsere körperlichen Reaktionen wie Rotwerden, Zittern oder auch Schweißausbrüche erkennen, als Angst interpretieren, die Angst als Schwäche auslegen und uns als Folge davon ablehnen. Wir fürchten deshalb, dass andere unsere Angst entdecken und uns dann ebenso ablehnen, wie wir uns selbst wegen unserer Angst ablehnen.

Das ABC der Gefühle sieht für die soziale Phobie folgendermaßen aus:

A Situation
Ich stelle mir vor, dass ich erröte, zittere etc. oder ich erröte, zittere tatsächlich.

B Bewertung
Furchtbar. Alle bemerken, dass ich rot werde, zittere etc. Sie denken, dass ich Angst habe. Sie werden mich deshalb für dumm, unfähig und schwach halten. Sie werden mich ablehnen.

C Gefühle, Körperreaktionen und Verhalten
Angst, Selbstunsicherheit, Scham, verstärkte körperliche Reaktionen, Flucht bzw. Meidung dieser Situation in der Zukunft

Nicht die körperliche Reaktion ist das Problem, sondern unsere Bewertung, dass Erröten, Zittern etwas Peinliches und Beschämendes ist, was man unbedingt vermeiden sollte. Wir haben zwar das Gefühl, dass eine Situation für uns peinlich ist, aber dieses Gefühl entsteht lediglich durch unsere negativen Gedanken. In Wirklichkeit ist die Situation vielleicht unangenehm, aber keinesfalls lebensgefährlich. Wir brauchen uns keine Angst zu machen, denn diese ist nur sinnvoll, wenn wir in Lebensgefahr sind.

Wie Sie sich von dieser Angst befreien können

Schritt 1

Der erste Schritt aus diesem »Dilemma« ist zunächst einmal wieder die Überprüfung Ihrer Gedanken: »Alle bemerken, dass ich rot werde, zittere etc. Sie denken, dass ich Angst habe. Sie werden mich deshalb für dumm, unfähig und schwach halten. Sie werden mich ablehnen.«

Entspricht es wirklich den Tatsachen, dass alle Ihre Angst bemerken und daraufhin denken, dass Sie dumm sind? Und wenn ja, sind Sie dann tatsächlich dumm, minderwertig, unfähig und schwach?

Die Antwort lautet eindeutig Nein: Sie wissen nicht, ob andere überhaupt Ihre inneren Gefühlsschwankungen und die äußeren körperlichen Reaktionen bemerken, sie als Angst interpretieren und dann noch als Schwäche auslegen und Sie letztendlich ablehnen. Sie wissen nur selten, was andere Menschen von Ihnen denken. Sie wissen nur, was sie Ihnen sagen, und auch das kann falsch und unzutreffend sein. Wichtiger ist, sich danach zu richten, ob Sie die anderen gut behandeln. Aber selbst wenn all das zutreffen sollte, dann stellt Ihre Angstattacke nur einen ganz kleinen Ausschnitt Ihrer Person dar. Sie haben nicht ununterbrochen Angst, haben genügend andere Stärken. Angst ist außerdem etwas vollkommen Menschliches. Alles, was der andere an den Tatsachen orientiert sagen kann, ist, dass Sie negative Gedanken haben, die bei Ihnen in diesem Augenblick die Angst auslösen. Außerdem können Sie auch trotz Angst in sozialen Situationen gut auftreten.

Zusammenfassend können wir sagen: Sie wissen nicht, ob andere Ihr Zittern, Rotwerden, Schwitzen, Ihre Nervosität erkennen, ob sie diese als Angst interpretieren und ob sie Sie deshalb ablehnen. Selbst wenn all das passieren würde, bedeutet das für Sie keine wirkliche Lebensgefahr. Es ist lediglich die Meinung der anderen. Selbst wenn dieses Verhalten eine Schwäche von Ihnen wäre, könnten Sie damit leben.

Jeder Mensch hat Stärken und Schwächen. Solange Sie sich selbst mit der Schwäche akzeptieren, kann Ihnen nichts passieren.

Schritt 2

Akzeptieren Sie Ihre körperlichen Reaktionen und Ihr Verhalten für den Augenblick. Wahrscheinlich ist es so, dass Sie Ihre Angstsymptome viel stärker wahrnehmen, als sie nach außen hin sichtbar sind. Sie sind sozusagen zum Experten in der Wahrnehmung Ihrer eigenen Angstsymptome und Verhaltensmuster geworden. Je mehr und je häufiger Sie sich jedoch verbieten, Angst zu haben (die sich z.B. in Stottern, Zittern, Erröten, Unsicherheit äußert), desto mehr wird sie nach außen hin sichtbar werden.

Ersetzen Sie Ihre eigene negative Bewertung, wie furchtbar Ihre Symptome sind, und die Forderung, dass Sie diese nicht haben sollten, durch die folgende hilfreiche Einstellung: »Ich akzeptiere meine Angstsymptome für den Augenblick. Sie sind das Resultat meines alten Programms. Ich arbeite auch weiterhin daran, sie abzubauen, und mit der Zeit werden sie seltener oder gar nicht mehr auftreten. Ich bin liebenswert, so wie ich bin.«

Schritt 3

Stehen Sie zu Ihrer Angst und machen Sie sie dadurch zu einer Stärke. Sicher haben Sie auch schon Menschen bewundert, die offen über ihre »Schwächen« gesprochen haben. Überprüfen Sie, wie andere Menschen auf Ihre »Schwächen« reagieren. Ich habe schon sehr häufig die Erfahrung gemacht, dass andere plötzlich auch über ihre Ängste sprachen, wenn einer mal den Anfang machte. Da Sie im Augenblick nicht die Wahl haben, keine Angst zu haben, bleiben nur zwei Alternativen: a) die Angst zu verstecken, sich für die Angst zu verurteilen und Menschen zu meiden, oder b) zu der Angst zu stehen, sie als einen Teil von sich zu sehen, und das Risiko einzugehen, dass andere gleichgültig, erstaunt, einfühlsam oder auch schadenfroh sind.

Der letzte Weg führt aus der Angst heraus, der erste verstärkt ihre Angst. Sie wissen inzwischen, dass Ihre Angst nicht einfach verschwindet, nur weil Sie sie nicht haben möchten.

Schritt 4

Geben Sie die Meidung auf und gehen Sie ein Risiko ein. Auch wenn es Ihnen schwerfällt, wagen Sie den Schritt aus der Isolation. Gehen Sie in die Situationen, von denen Sie bisher glaubten, eine Blamage warte auf Sie. Sie haben sich gut vorbereitet und überprüft, ob tatsächlich Lebensgefahr besteht. Selbst wenn die anderen negativ auf Sie reagieren, können Sie dies ertragen. Möglicherweise reagieren sie auch jetzt schon negativ, weil Sie meiden oder sich »merkwürdig« verhalten.

Schritt 5

Setzen Sie die Spontan-Entspannungstechnik zur Vorbereitung auf die Situation, um nicht so angespannt zu sein, ein (siehe Seite 125f.). So können Sie die Wahrscheinlichkeit von Angstreaktionen vermindern. Wenn die Angst auftritt, können Sie diese ebenso einsetzen, um sich abzulenken und sich zu entspannen.

Weitere hilfreiche Tipps

Tipp 1

Nehmen Sie eine selbstsichere Körperhaltung ein.

Tipp 2

Richten Sie Ihre gesammelte Aufmerksamkeit auf das Ziel, statt darauf, welche Reaktionen Ihr Körper zeigt oder wie andere Menschen auf Ihre Reaktionsweise reagieren: Was möchten Sie selbst in der Situation erreichen? Was tut Ihnen persönlich gut?

Tipp 3

Nehmen Sie sich bewusst vor, Angst zu haben, und übertreiben Sie die Angst sogar noch. Dadurch, dass Sie Ihre Angst beeinflussen, gewinnen Sie den Eindruck von Kontrolle über die Angst.

Tipp 4

Beobachten Sie möglichst obejektiv Ihre körperlichen Reaktionen, ohne sie zu bewerten. Sagen Sie sich stattdessen: »Jetzt merke ich, wie mir das Blut in den Kopf steigt. Das ist in Ordnung, es wird sich auch wieder verteilen. Ich bin in Ordnung, so wie ich bin.« oder »Jetzt merke ich, wie ich mich verspanne. Das geht vorüber.«

Tipp 5

Setzen Sie Humor ein. Wenn Sie beispielsweise eine Rede halten müssen, beginnen Sie folgendermaßen: »Guten Abend, meine Damen und Herren. Bevor ich meine Rede beginne, möchte ich Ihnen etwas über mich selbst sagen. Ich bin im Augenblick sehr ängstlich. Vor Gruppen zu sprechen ist für mich sehr schwierig. Sollte ich also tot umfallen, wissen Sie jetzt, warum.«

Durch diesen Trick nehmen Sie sich den Druck, unfehlbar und perfekt sein zu müssen.

Tipp 6

Halten Sie sich vor Augen, dass es in vielen Situationen, besonders wenn es sich um neue Situationen, einen wichtigen Vortrag, eine Prüfung handelt, für viele Menschen normal ist, Angst zu haben. Angst ist dann, wenn sie nicht zu stark ist, die Einstellung des Körpers auf die Anforderungen.

Tipp 7

Erinnern Sie sich daran, *Sie werden die Kontrolle über Ihren Körper nicht verlieren:* Ihre Angstgefühle sind ein Beweis dafür, dass Sie Kontrolle über Ihren Körper haben. Sie denken ängstigende Gedanken und befehlen Ihren »Nerven«, in einen Erregungszustand zu kommen.

Tipp 8

Weiterführende Literatur zu der Angst vor dem Erröten, zu der Angst vor Kontaktaufnahme und zur Prüfungsangst finden Sie im Anhang.

Einstellungen, die Angst vor Ablehnung erzeugen

Ich erlebe in meiner Praxis immer wieder, dass hinter sozialen Ängsten eine oder mehrere der folgenden wenig hilfreichen Grundeinstellungen zu sich selbst stehen. Prüfen Sie einmal, ob Sie diese Einstellungen auch besitzen.

Einstellung 1

»Ich bin nicht in Ordnung, so wie ich bin. (Ich bin unfähig, zu dick, zu dünn, dumm, minderwertig, hässlich …)«

Diese Grundeinstellung ist in der Kindheit entstanden, sei es, dass Ihre Eltern nicht in der Lage waren, Sie wirklich zu lieben und Ihnen viel Zeit zu widmen, weil die Umstände ungünstig waren (viele Geschwister, wenig Geld, ein Elternteil alkoholabhängig, ein Geschwisterchen behindert, eigenes Geschäft, kranke Großeltern zu versorgen, Eltern sich scheiden ließen), oder aber, weil die Eltern selbst auch nicht gelernt hatten, sich anzunehmen, wie sie waren.

Vielleicht haben die Eltern ein Geschwisterchen vorgezogen, weil es weniger kompliziert oder ihnen ähnlicher war, haben wenig Zeit mit Ihnen verbracht, Sie nicht zärtlich liebkost, Sie bei Fehlern bloßgestellt und lächerlich gemacht. Vielleicht haben die Eltern Ihnen oft gesagt, dass Sie unfähig sind, andere Kinder besser sind, dass Sie zu dumm sind? Vielleicht waren die Eltern selbst sehr ängstlich oder auch ungeduldig und leicht reizbar.

Wird ein Kind dazu erzogen, bei allem, was es denkt oder tut, erst die Eltern um Erlaubnis zu fragen, wird auch dadurch die Saat zum Anzweifeln der eigenen Fähigkeiten gelegt. Haben die Eltern für Sie als Kind unerfüllbare Forderungen gestellt oder zu wenig von Ihnen gefordert und Sie überbehütet, sodass Sie im Vergleich zu anderen Kindern wenig Fähigkeiten entwickeln konnten, kann sich ebenfalls die Einstellung, nicht in Ordnung zu sein, bilden. Auch der Dialekt, eine andere soziale Schicht, Armut, Religionszugehörigkeit, Scheidung der Eltern, körperliche Abweichung von der Norm, Alkoholabhängigkeit eines

Elternteils usw. können bei dem Kind dazu führen, sich als minderwertig (»mit mir stimmt etwas nicht«) zu sehen.

Eine solche Grundeinstellung, nicht in Ordnung zu sein, kann auch zustande kommen, wenn Sie Verhaltensweisen der Eltern aus Ihrer kindlichen Sicht so interpretiert haben, dass die Eltern Sie nicht lieben würden. Gleichgültig, welches die Gründe dafür waren, Sie haben gelernt, sich nicht in Ordnung zu finden. Sie haben nicht gelernt, sich bedingungslos zu akzeptieren und zu lieben. Aus Angst, abgelehnt, gestraft, nicht geliebt, körperlich oder seelisch verletzt zu werden, bemühten Sie sich, sich zu bessern, lieb und perfekt zu sein, oder zu rebellieren und sich überhaupt nicht mehr anzustrengen. Das Resultat davon ist, dass Sie heute als Erwachsener entweder versuchen, alles perfekt zu machen, um sich anerkennen zu können und Anerkennung zu bekommen, oder aber erst gar nichts versuchen, weil Sie es Ihrer Meinung nach ohnehin nicht hinbekommen. Sie sind in einem Kreislauf gefangen, der so ausssieht:

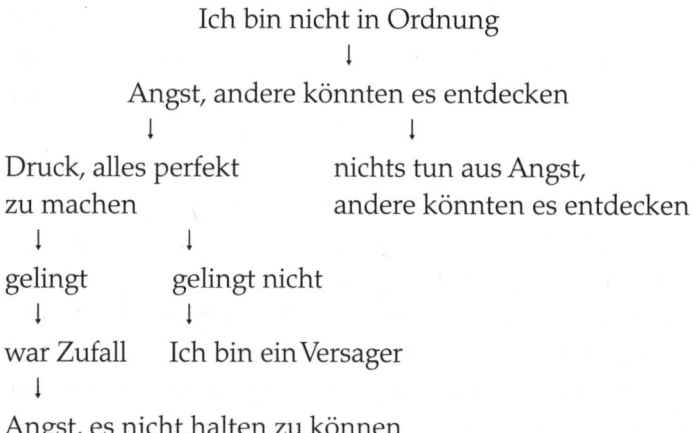

Ich bin nicht in Ordnung
↓
Angst, andere könnten es entdecken
↓   ↓

Druck, alles perfekt   nichts tun aus Angst,
zu machen   andere könnten es entdecken
↓   ↓

gelingt   gelingt nicht
↓   ↓

war Zufall   Ich bin ein Versager
↓

Angst, es nicht halten zu können

Ihr Denken ist bestimmt durch Bewerten und Vergleichen mit anderen. Ihre Bilanz ist immer negativ. Sie glauben, nur etwas wert zu sein, wenn Sie etwas leisten und bestimmten Kriterien entsprechen. So entsteht ein innerlicher Druck, anders zu sein, als Sie sind. Sie projizieren Ihre negative Meinung von sich auf andere und glauben, dass andere Sie auch ständig nach Ihren Kriterien bewerten.

Mit dieser Grundidee »Ich bin nicht in Ordnung« müssen Sie sich permanent schlecht und minderwertig fühlen. Das wird Ihnen auch deutlich, wenn Sie überlegen, wie andere sich fühlen würden, wenn Sie zu diesen andauernd sagen würden: »Du bist nicht in Ordnung«. Wahrscheinlich würden Sie es niemals in der Form tun, wie Sie es zu sich selbst sagen. Wenn Sie so negativ über sich denken, brauchen Sie, um sich nicht ganz mies zu fühlen, Anerkennung von anderen. Diese Anerkennung und die Komplimente können Sie jedoch nicht annehmen und glauben, weil Sie sich innerlich etwas ganz anderes erzählen und sich deshalb schlecht fühlen. Sie haben Angst vor Kritik und Ablehnung, weil Sie sich selbst auch ablehnen. Sie haben Angst, zu versagen, weil Sie sich selbst wegen eines fehlerhaften oder ungeschickten Verhaltens in einer bestimmten Situation vollkommen als Versager sehen und als Mensch ablehnen. Sie haben Angst vor dem Erfolg, weil Sie ihn auf Zufall oder Glück zurückführen und glauben, ihn nicht zu verdienen oder nicht halten zu können. Sie haben Angst vor Autoritäten, weil Sie sich als minderwertig und fehlerhaft ansehen und glauben, nicht standhalten zu können. Sie haben Angst vor dem Alleinsein, weil Sie glauben, nicht alleine »überleben« zu können.

Die Folgen Ihrer Einstellung, nicht in Ordnung zu sein, zeigen sich in Ihren Gefühlen und in Ihrem Verhalten:
- Eifersucht auf Freunde oder Hobbys des Partners
- Wut und Aggression infolge von Ablehnung und Kritik durch andere
- Depression infolge einer Ablehnung und Kritik durch andere
- Abbruch von Freundschaften, Rückzug von Freundschaften, Meidung von Kontakten
- Psychosomatische Beschwerden
- Bedürfnisse werden nicht geäußert
- Bedürfnisse anderer werden nicht abgelehnt
- Stottern, Rotwerden im Umgang mit anderen
- Zynismus im Umgang mit anderen
- Arroganz im Umgang mit anderen
- Unangemessene übermäßige Kritik an anderen

Mit einem geringen Selbstwertgefühl haben Sie beständig eine Liste davon im Kopf, was Sie alles nicht können und nicht haben im Vergleich zu anderen. Sie liegen auf der Lauer, von anderen bei dieser Schwäche ertappt zu werden. Sie bekommen:
- Angst, im Mittelpunkt zu stehen,
- Angst, eine Rede zu halten,
- Angst, Kaffee oder Wein im Beisein anderer einzuschenken,
- Angst, dass man Ihre Angst und Nervosität entdeckt,
- Angst, dass Ihr wahres Wesen, »Ihre Unzulänglichkeit« entdeckt wird,
- Angst, negative Gefühle zu verspüren und zu zeigen,
- Angst, alleine etwas zu tun.

Ihr Verhalten bewirkt bei anderen meist das, was Sie befürchten: Zurückweisung und Meidung. Es kommt zu einer sogenannten selbsterfüllenden Prophezeiung.

Je mehr man seinen eigenen Fähigkeiten vertraut, eine Gefahr zu bewältigen, desto angemessener und auf konkrete Auslöser gerichtet werden die Angsterlebnisse sein. Je weniger man sich zutraut, sein Leben zu bewältigen, je mehr man sich als unfähig ansieht und die Welt als feindlich betrachtet, desto häufiger erzeugt und erlebt man unangemessene Angstgefühle.

Einstellung 2

»Andere können mich verletzen, kränken und unglücklich machen. Ich brauche die Anerkennung anderer Menschen.«
Auch diese Grundeinstellung entsteht in der Kindheit. Als Kinder sind wir körperlich und emotional abhängig von unseren Eltern. Ohne deren Unterstützung könnten wir nicht überleben. Wir brauchen sowohl die Pflege, Ernährung und das Dach über dem Kopf als auch die Liebe, emotionale Wärme und die körperliche Berührung. Wir glauben, dass das, was die Eltern uns sagen, stimmt. Wenn sie böse mit uns sind, dann deshalb, weil wir böse sind. Wir streben danach, wieder gut mit ihnen zu sein und die Anerkennung und Liebe zu bekommen. Später im Leben sind wir jedoch nicht mehr auf die Liebe eines einzelnen Menschen angewiesen. Wir können uns unsere eigene Anerkennung geben, selbst für unsere Bedürfnisse sorgen, uns selbst loben und nach unseren Vorstellungen leben. Wir können über Enttäuschungen und die Nichterfüllung unserer Wünsche hinwegkommen. Wir können

erkennen, dass die Meinung anderer Menschen nichts mit uns zu tun hat, sondern mit deren Lebenseinstellungen und Erwartungen.

Die Angst vor Ablehnung resultiert aus diesem Grundkonzept, dass wir die Anerkennung ganz bestimmter, uns persönlich wichtiger Menschen zum Überleben benötigen. Da wir uns als abhängig von der Meinung anderer sehen, richten wir unser Verhalten häufig darauf aus, diese Anerkennung zu bekommen. Wir setzen Bedürfnisse nicht durch, schlagen Wünsche anderer nicht ab, vernachlässigen unsere persönliche Weiterentwicklung, gehen Konflikten aus dem Weg, schlucken Aggressionen hinunter. Wenn die anderen sich nicht ganz genauso wie wir verhalten, sind wir enttäuscht. Platzen wir doch einmal mit unserer Wut und Enttäuschung heraus, bekommen wir Schuldgefühle.

Einstellung 3

»Ich muss perfekt sein, oder ich bin ein Versager.«
»Mein Verhalten bestimmt den Wert meiner Person.«

Auch eine solche Einstellung entsteht in der Kindheit. Wenn Eltern z. B. sagen: »Wenn du das und das nicht tust, dann bist du ein böses Kind«, »Die Mami mag dich nicht, wenn du dich so verhältst«, lernen wir, dass wir nur gemocht werden, wenn wir Bedingungen erfüllen. Diese Einstellungen »Ich bin liebenswert, wenn ich alles richtig mache«, »Ich muss mich verurteilen, wenn mir etwas daneben geht«, übernehmen wir auch als Erwachsene. Das Resultat davon ist, dass wir uns bei Fehlern, die wir glauben, nicht hätten machen zu dürfen, verurteilen und hassen. Wir schwanken zwischen uns zu mögen, wenn wir perfekt sind, und uns zu hassen, wenn wir einen Fehler machen (wobei Ersteres fast nie vorkommt, denn Menschen ist es eigen, durch Fehler zu lernen und Fehler nicht vorhersehen zu können).

Wir sehen uns als wertvoll an, wenn uns etwas gelingt, und als Versager, wenn uns etwas misslingt. Es gibt keine Abstufungen dazwischen. Entweder Gewinner oder Versager. Wir setzen unser Verhalten mit unserer Person gleich: »schlechtes Verhalten«, Fehler = »schlechter« Mensch und »gutes« Verhalten = »guter« Mensch. Dass wir Tausende von Eigenschaften und Fähigkeiten haben, die wir durch ein einziges Fehlverhalten nicht verlieren, und die wir zudem wahlweise als gut oder schlecht bewerten können, übersehen wir.

Besonders diese drei Grundideen machen uns für die soziale Angst anfällig. Sie sind in Alles-oder-Nichts-Begriffen formuliert. Sie entstehen durch die Erziehung, Umwelt und unsere persönlichen Erfahrungen.

Wie können Sie Ihre Angst vor Ablehnung überwinden?

Schritt 1

Machen Sie eine Bestandsaufnahme Ihrer Angst vor Ablehnung. In welchen Situationen zeigt sie sich? Wenn Sie einen Fehler machen, Neues wagen, Kontakt aufnehmen, Wünsche äußern, Nein sagen …?

Notieren Sie diese Situationen in Ihrem Arbeitsheft und suchen Sie nach gemeinsamen Grundideen, die dahinterstehen.

Schritt 2

Analysieren Sie Ihre sozialen Ängste nach dem ABC-Schema der Gefühle.

A Welches ist die Situation?

Wovor habe ich Angst? Löst allein schon der Gedanke an die Situation oder die Vorstellung der Situation Angst in mir aus?

B Beobachtung Ihrer Gedanken

Wie bewerte ich die Situation? Was habe ich über die Situation gedacht? Notieren Sie alle Befürchtungen und Katastrophenideen.

C Gefühle, Körperreaktionen und Verhalten

Wie fühle ich mich und wie reagiere ich körperlich? Wie verhalte ich mich?

Beispiel für die Anwendung von Schritt 2
Frau U. hat Angst davor, ein verliehenes Buch wieder zurückzuverlangen, und schrieb hierzu folgendes ABC der Gefühle:

A Situation:

Ich habe meiner Freundin vor einem halben Jahr ein Buch von mir geliehen, und sie hat es mir bis jetzt nicht zurückgegeben. Ich möchte es gerne wiederhaben.

B Bewertung:
Wenn ich sie darauf anspreche, wird sie denken, ich vertraue ihr nicht und mich für egoistisch halten. Sie wird mich ablehnen. Das ist schrecklich. Das könnte ich nicht ertragen.
C Gefühle, Körperreaktionen und **Verhalten:**
Angst; Anspannung; ich bitte nicht um das Buch.

Schritt 3

Überprüfen Sie Ihre Bewertung und erarbeiten Sie eine alternative Bewertung.

1. Entspricht es den Tatsachen, dass das, was ich als gefährlich ansehe, auftreten wird? Entspricht es den Tatsachen, dass das, was ich als gefährlich ansehe, wirklich lebensgefährlich ist? Woher weiß ich das?

2. Wenn das von mir als lebensgefährlich bewertete Ereignis tatsächlich unangenehm sein könnte, wie wahrscheinlich ist es, dass dies eintritt? Ist es ein Ereignis niedriger Wahrscheinlichkeitsstufe?

3. Gibt es Möglichkeiten, das von mir als lebensgefährlich angesehene Ereignis zu verhindern?

4. Was wäre, wenn das von mir als lebensgefährlich bewertete Ereignis wirklich eintreffen würde? Wie kann ich dann überleben? Welche Auswirkung hat das auf mein ganzes weiteres Leben?

5. Verspüren alle Menschen gleichermaßen Angst vor dieser Situation?

6. Was verliere ich, wenn ich nicht in die Situation gehe, die ich als lebensgefährlich ansehe? Beruflich? Privat? Was gewinne ich, wenn ich in die Situation gehe und es trotz möglicher Gefahr wage? Beruflich? Privat?

Beispiel für die Anwendung von Schritt 3
Frau U.s Überprüfung ergab Folgendes:
1. Ich weiß nicht, was sie von mir denkt, wenn ich sie an das Buch erinnere. Wenn sie von mir denkt, dass ich egoistisch bin, dann ist das schade, aber keine Katastrophe. Es ist nur ihre Meinung. Ich kann es ertragen.
2. Bis jetzt habe ich noch nie direkt Wünsche geäußert und weiß nicht, wie sie gewöhnlich reagiert.
3. Ich kann meinen Wunsch freundlich und bestimmt vortragen, anstatt böse Vorwürfe zu machen.
4. Wenn sie mich für egoistisch hält und mich vielleicht nicht mehr als Freundin haben möchte, so tut es mir leid. Ich möchte eine Freundschaft, in der ich Wünsche äußern kann und man sich gegenseitig fair behandelt.
5. Andere Menschen äußern mir gegenüber Wünsche und stellen Forderungen.
6. Wenn ich meinen Wunsch nicht äußere, werde ich innerlich ärgerlich und distanziere mich von ihr. Außerdem ist die Chance, dass ich mein Buch erhalte, erheblich geringer. Äußere ich meinen Wunsch, hat meine Freundin die Möglichkeit, ihn zu erfüllen. Vielleicht hat sie das Buch längst gelesen und nur vergessen, es mir zurückzugeben.

Wenn Sie ein ABC der Gefühle erstellt und Ihre Gedanken überprüft haben, dann haben Sie die erste Phase des Umlernprozesses bewältigt. Sie wissen, warum Sie heute in diesen Situationen Angst haben müssen, und wie Sie denken müssen, um keine Angst mehr zu haben. Bis hierher war es relativ einfach. Jetzt kommt wiederum das Training.

Ihre alte Gefühlsreaktion muss verändert werden, indem Sie zunächst anders denken und sich anders verhalten, dann folgt erst das Gefühl.

Schritt 4

Entspannen Sie sich mit der Spontan-Entspannungstechnik (siehe Seite 125f.) oder der Progressiven Muskelentspannung (siehe Seite 126ff.) und machen Sie die positiven Vorstellungsübungen. Stellen Sie sich die Situation, vor der Sie Angst haben, lebendig vor. Sehen Sie, wie Sie die neuen Gedanken denken und in die Situation gehen.

Beispiel für die Anwendung von Schritt 4
Frau U.s Vorstellungsübung sah so aus:
Nachdem sie sich mit der Spontan-Entspannungstechnik entspannt hatte, schloss sie die Augen und sah folgenden Film vor ihrem geistigen Auge:
»Ich sitze mit meiner Freundin zusammen. Ich denke: Ich möchte mein Buch zurückhaben und spreche sie jetzt darauf an. Was sie darüber denken wird, weiß ich nicht. Selbst wenn sie über mich denkt, dass ich egoistisch bin und ihr nicht vertraue, kann ich das ertragen. Alles, was ich tue, ist, meinen Wunsch zu äußern, und dazu habe ich ein Recht. Ich sage jetzt freundlich, ruhig und bestimmt: Ich möchte mein Buch, das ich dir vor einem halben Jahr geliehen habe, gerne zurück.«

Schritt 5

Üben Sie in der Praxis. Suchen Sie sich bewusst Angstsituationen aus. Gehen Sie Risiken ein und tun Sie genau das, wovor Sie Angst haben. Wenn Sie Risiken eingehen, gewinnen Sie manchmal etwas, ohne Risiko fast nie. Ihre Aufgabe ist, es zu tun, nicht, dass Sie es angstfrei tun. Und vergessen Sie nicht, sich für jeden kleinen Schritt, für jedes »Risiko«, das Sie eingegangen sind, ein dickes Lob zu geben.

Schritt 6

Wenn Sie möchten, können Sie statt der Vorstellungsübung auch die Systematische Desensibilisierung in der Realität oder Fantasie nutzen (siehe Seite 132 ff.). Durch diese nähern Sie sich Schritt für Schritt der gefürchteten Situation an und ersetzen die Anspannung durch Entspannung.

16. Die generalisierte Angststörung

Fallbeispiel: Frau S., 54 Jahre alt, verheiratet, berufstätig

»Schon immer war ich ein sehr sensibler Mensch. Ich schlage da meiner Mutter nach, die sich auch immer über alles und jeden Sorgen machte. Ich fühle mich häufig erschöpft und kraftlos. Manchmal liege ich stundenlang nachts wach im Bett und meine Gedanken finden kein Ende. Eigentlich habe ich auch kein schwierigeres Leben wie andere Menschen. Ich frage mich immer, wie die das anstellen und alles so gut wegstecken. Bei mir bleibt es einfach nicht in den Kleidern hängen. Wenn die Kinder, die schon erwachsen sind, mir über Schwierigkeiten am Arbeitsplatz erzählen, sehe ich sie schon arbeitslos. Was ist, wenn sie ihr gerade fertiggestelltes Reihenhäuschen nicht weiter abbezahlen können? Wenn mein Mann manchmal über Herzschmerzen klagt, habe ich schon die Panik, dass er eines Tages einen Herzinfarkt bekommen wird. Wie soll ich nur alleine klarkommen, er regelt doch alles mit den Finanzen. Wenn ich meine alte Mutter so betrachte, wie schwer sie unter Arthrose leidet und kaum noch einen Schritt ohne Schmerzen gehen kann, stelle ich mir vor, dass mir das auch so ergehen wird, und überhaupt, wie soll das weitergehen, wenn meine Mutter sich mal nicht mehr alleine versorgen kann? Ich kann sie auf jeden Fall nicht zu mir nehmen, aber ins Heim möchte sie nicht. Und was passiert, wenn sie zu Hause umfällt und keiner ist da, sie aufzuheben und zum Arzt zu bringen? Wenn ich mich mit meinem Mann über meine Sorgen unterhalten will, winkt der nur ab, über ungelegte Eier mag er nicht reden. Er meint, ich steigere mich da nur rein. Dann fühle ich mich unverstanden und hasse ihn wegen seiner Gleichgültigkeit.«

Wer unter einer generalisierten Angststörung leidet, sucht meist wegen seiner körperlichen Beschwerden wie Unruhe, Anspannung, Schlafstörungen, Konzentrationsschwierigkeiten, leichte Ermüdbarkeit, Reizbarkeit, Nervosität, Übelkeit und Kopfschmerzen den Arzt auf. Oftmals dauert es viele Jahre, bis erkannt wird, dass sich hinter seinen körperlichen Beschwerden chronische Angst verbirgt. Die körperlichen Beschwerden der Betroffenen sind meist nur die Folge ihrer negativen Gedanken, ihrer Sorgen und Grübeleien. Sie beschäftigen sich täglich bis zu zehn Stunden mit Katastrophenfantasien, was die Zukunft Schlimmes für die Partnerschaft, Familie, die Kinder bringen könnte. Die Gedanken kreisen um Krankheit, Sterben, Arbeit, Wirtschaftslage, Wetter, Alter, Unfälle, Alltagsereignisse usw. Ihnen fehlt das Vertrauen in die Welt, zu sich selbst, zu den eigenen Kräften und Möglichkeiten.

Die Betonung ihres Lebens liegt auf der Abwehr des Schlimmen. Betroffene leben permanent in einer Habacht-Stellung mit der Einstellung: »Es könnte Schlimmes passieren, dem ich nicht gewachsen bin.« Sie sehen den Alltag durch einen Filter, der nur nach möglichen Gefahren Ausschau hält.

Für manche ist das Sorgenmachen eine Art abergläubischen Verhaltens. Sie sehen Sorgen als eine Versicherung: »Wenn ich mir nur genügend Sorgen mache, kann ich verhindern, dass etwas Schlimmes geschieht.« Für andere sind Sorgen eine absolute Notwendigkeit, eine Charaktersache: »Wer sich nicht sorgt, liebt den anderen nicht, ist generell ein gleichgültiger Mensch etc.«

Schauen wir uns einmal die Vor- und Nachteile von Sorgen genauer an.

Vorteile

Wenn wir Sorgen im Sinne von Vor-Sorgen verstehen, dann sind sie sinnvoll. Werden wir durch Gedanken über eine mögliche, sehr wahrscheinlich auf uns zukommende Gefahr alarmiert, können wir uns davor schützen. Wir können vorausplanen, uns Gegenmaßnahmen überlegen und aktiv werden – vorausgesetzt, Sie haben Einfluss auf das Ereignis.

Nachteile

- Jeder Sorgen-Gedanke alarmiert unseren Körper, wir bekommen Angst. Unser Körper macht sich bereit zu Kampf oder Flucht.
- Da sich die Katastrophen nur in unserer Fantasie abspielen, können wir noch nichts dagegen unternehmen, unseren Körper kostet es aber bereits Energie.
- Da die Katastrophenfantasien in uns Ängste und massive Körperreaktionen auslösen, haben einige von uns die Technik entwickelt, sie dann abzubrechen, wenn die negativen Gefühle auftauchen. Dies bedeutet, unser Körper bleibt alarmiert und wir fühlen uns hilflos.
- Da die fantasierten Katastrophen zudem meist un-

wahrscheinlich sind, verbrauchen wir Energiereserven, die wir nützlicher für Sinnvolles einsetzen könnten.

- Durch bloßes Sorgen kann nichts verhindert werden, sie ändern nichts an der Zukunft.
- Sie geben uns ein Pseudogefühl, eine scheinbare Sicherheit, etwas tun zu können.
- Meist wird das, worum man sich gesorgt hat, wenn es in der Realität eintritt, nur halb so schlimm wie die Schreckensvision, oder es tritt erst gar nicht ein.
- Das Problem beim Sorgenmachen ist, dass sich die Strategie, wenn wir sie uns erst einmal angewöhnt haben, selbst bestätigt. Bleiben die Ereignisse aus, die wir uns als Katastrophe vorgestellt und um die wir uns Sorgen gemacht haben, sind wir der Meinung, das hätten unsere Sorgen bewirkt. Tritt das gefürchtete Ereignis ein, bedeutet das, wir haben uns nicht genug Sorgen gemacht.
- Wir sorgen uns um Situationen, über die wir ohnehin keine Kontrolle haben. Die Folge ist, dass wir uns nicht mehr auf den Alltag konzentrieren können und die mit Angst verbundenen körperlichen Reaktionen permanent verspüren. Sie lenken unseren Blick auf die Gefahr, lähmen uns, statt dass wir uns mit den Lösungen befassen.
- Sie rauben uns Lebensfreude, schwächen unsere Immunabwehr und tragen zu psychosomatischen Erkrankungen bei.

Da Betroffene stark unter den Auswirkungen des Sorgenmachens leiden, sie die damit verknüpfte Angst nicht verspüren möchten, haben sie sich Gegenmaßnahmen zurechtgelegt, um ihre Angst zu reduzieren:

– Sie versuchen, sich per Willenskraft die Sorgen zu verbieten: »Ich will nicht daran denken!« Paradoxerweise treten sie hierdurch jedoch häufiger auf, denn unser Gehirn kann keine Verneinungen verarbeiten. Wenn Sie beispielsweise jetzt nicht an eine blaue Maus denken möchten, sehen Sie vor Ihrem inneren Auge wahrscheinlich dennoch eine blaue Maus.
– Sie lenken sich ab, aber auch das funktioniert nur kurzfristig. Die Angst bleibt weiterhin bestehen. Und da ihr Gehirn sich eine Katastrophe ausmalt, wird es sie quasi warnen wollen und wieder ihre Aufmerksamkeit auf die Sorgen lenken. Die Katastrophengedanken holen sie wieder ein.
– Sie vermeiden, an die vermeintliche Katastrophe zu denken, aber sind weiterhin davon überzeugt, dass die Katastrophe kommen wird. Deshalb werden sie bei der nächstbesten Gelegenheit wieder daran denken. Sie behalten ja trotzdem die Überzeugung bei, dass etwas Schlimmes passieren wird und sie demgegenüber hilflos sind.
– Sie springen von einer Sorge zur nächsten, ohne die einzelnen Sorgen zu Ende zu denken. Dadurch verspüren sie zwar kurzfristig nicht so starke Angst, aber auch hier bleibt das zukünftige Ereignis als zukünftige Katastrophe in der Vorstellung bestehen.

Nachteil all dieser Strategien ist, dass Betroffene ihr Denken nicht überprüfen und korrigieren: *Sie sehen zukünftige*

Ereignisse als übertrieben gefährlich und deren Eintreffen als sehr wahrscheinlich, während sie ihre eigenen Kräfte und Fähigkeiten als zu gering einschätzen.

Wie können Sie Ihre Gewohnheit, sich zu sorgen, abbauen?

Schritt 1

Legen Sie sich ein Sorgentagebuch zu, in dem Sie Ihre Sorgen notieren. Schreiben Sie nach Möglichkeit sofort, wenn Sie sich beim Sorgenmachen ertappen, auf, wann die Sorgen an diesem Tag beginnen, wie lange sie anhalten, worum sie kreisen und wie Ihre körperlichen Reaktionen und Ihre Gefühle aussehen.

Das Tagebuch zu führen ist wichtig für Sie, weil Sie damit zunächst einmal erkennen, wie häufig und worüber Sie sich sorgen und welche Auswirkungen dies auf Ihren Körper und die Gefühle hat. Außerdem bemerken Sie auch die Zeiten, wann es Ihnen gut geht und wann es Ihnen weniger gut geht.

Es mag sein, dass Sie durch das Notieren zunächst den Eindruck haben, die Sorgen nehmen zu. Dies kommt jedoch lediglich daher, dass Sie sich ganz bewusst damit befassen und sie schriftlich festhalten. Und beim Aufschreiben führen Sie sich die Katastrophenvorstellungen ja auch lebendig vor Augen. Bitte führen Sie das Sorgentagebuch dennoch weiter. Sie werden es nicht beim Notieren belassen.

Schritt 2

Überprüfen Sie die Wahrscheinlichkeit. Manchmal malen wir uns in der Fantasie etwas aus, was ziemlich unwahrscheinlich ist. Da unser Gehirn nicht unterscheidet, ob etwas wahrscheinlich ist oder nicht, sondern es jede Vorstellung bereits als Tatsache ansieht, bekommen wir überflüssigerweise Angst.

Fragen Sie sich deshalb bewusst: »Wie wahrscheinlich ist, dass passiert, was ich mir ausmale? Ist dies meine Sorgen wert? Oder möchte ich meine Energie lieber auf Ereignisse richten, von denen ich sicher sein kann, dass sie eintreffen werden?«

Schritt 3

Denken Sie Ihre Sorgen zu Ende. Wählen Sie eine Sorge nach der anderen aus. Fragen Sie sich: »Was könnte schlimmstenfalls passieren? Wenn es wirklich passieren würde, welche Lösungsmöglichkeiten hätte ich dann?«

Erstellen Sie schriftlich eine Liste dieser Lösungsmöglichkeiten. Es können ruhig auch ein paar sehr weit entfernte Lösungen, wie z.B. ins Kloster zu gehen, auszuwandern oder das Kind ins Heim zu geben, dabei sein. Es geht nur darum, Ihrem Gehirn zu signalisieren, dass es »auch dann noch weitergeht für Sie«. Stellen Sie sich dann ganz konkret und bildlich vor, wie Sie die verschiedenen Lösungsmöglichkeiten umsetzen. Hören Sie mit der Vorstellungsübung erst auf, wenn die Angst deutlich nachgelassen hat. Wiederholen Sie die Vorstellungen zu einem anderen Zeitpunkt wieder, bis sie nicht mehr bedrohlich für Sie sind.

Ich weiß, dass ich bei diesem Schritt sehr viel von Ihnen verlange. Sie müssen sich quasi mit der befürchteten Katastrophe konfrontieren und die damit verknüpften Angstgefühle aushalten. Aber dies zu einem hilfreichen heilsamen Zweck.

Wenn Sie Ihre Gedanken zu Ende denken und Lösungen finden, dann können Sie die Sorgen quasi als bearbeitet ablegen.

Schritt 4

Suchen Sie nach positiven Modellen. Wenn Ihnen für bestimmte Situationen gar keine Lösungen einfallen, dann sollten Sie sich umsehen. Welche Menschen haben bereits ähnliche Situationen durchlebt und gut bewältigt? In Biografien, im Internet, in Selbsthilfegruppen finden Sie andere Betroffene, die Ihnen positives Vorbild sein können.

Schritt 5

Legen Sie die Sorgen ab. Wenn Sie die Sorgen zu Ende gedacht haben und Lösungsmöglichkeiten (»Was wäre, wenn …? Wie kann ich dann weiterleben?«) schriftlich erarbeitet und sich lebendig in der Fantasie ausgemalt haben, wie Sie diese umsetzen, dann dürfen Sie diese Sorgen, falls sie erneut auftauchen, unterbrechen.

Erinnern Sie sich noch an die Strategie des Gedanken-Stopp (siehe Seite 120)? Sagen Sie zu sich selbst: »Stopp, mir stehen viele Lösungsmöglichkeiten zur Verfügung. Ich habe sie alle notiert und brauche bei Bedarf nur nachzuschlagen. Jetzt brauche ich mich nicht mehr mit euch zu befassen.«

Schritt 6

Unterlassen Sie es, sich rückzuversichern, dass nichts Schlimmes passiert ist. Telefonieren Sie z. B. Ihrem Partner nicht hinterher, ob er gut am Arbeitsplatz angekommen ist, fragen Sie Ihren Arzt nicht immer wieder, ob mit Ihrem Körper alles in Ordnung ist.

Schritt 7

Unterlassen Sie Vermeidungsstrategien – auch wenn es Ihnen schwerfällt. Öffnen Sie z. B. die Post, auch wenn Sie denken, sie könnte eine schlimme Nachricht enthalten. Fahren Sie Ihr Kind aus der Angst heraus nicht immer noch in den Kindergarten, wenn es alleine hingehen könnte, lassen Sie Ihr Handy zu Hause, wenn Sie es bisher immer zu Ihrem Schutz mitgenommen haben, weil etwas Schlimmes passieren könnte usw.

Schritt 8

Wählen Sie sich, wenn Sie dennoch nicht vom Sorgenmachen ablassen wollen, eine bestimmte Zeit pro Tag aus, in der Sie sich ausgiebig mit Ihren Sorgen beschäftigen. Wenn unter der Zeit Sorgen auftauchen, unterbrechen Sie diese mit dem Gedanken-Stopp und verschieben diese auf den vereinbarten Zeitpunkt. Diese Strategie hat zum Ziel, Ihnen wieder Kontrolle über Ihre Sorgen zu geben.

Schritt 9

Erlernen Sie ein Entspannungsverfahren wie beispielsweise die Spontan-Entspannungstechnik, Bauchatmung oder die Progressive Muskelentspannung nach Jacobson, um der Anspannung entgegenzuwirken (zu den Entspannungstechniken siehe Seite 123ff.).

Weitere hilfreiche Tipps

Tipp 1

Einigen meiner Klienten hat auch der folgende Satz geholfen: »Ich bin bereit, loszulassen«, wann immer sie sich Sorgen machten.

Das »Loslassen« bezieht sich auf ein Bild: Stellen Sie sich vor, Sie ziehen an einem Seil, das an einem Pfeiler festgebunden ist, und der Pfeiler bewegt sich keinen Millimeter. Dann lassen Sie das Seil los und es fällt locker auf den Boden, und Sie entscheiden, den Pfeiler dort stehen zu lassen. Welche Erleichterung!

Tipp 2

Sprechen Sie die Kapitulation aus. Es gibt im Leben nicht die absolute Sicherheit. Das einzig Sichere, was es in diesem Leben gibt, ist die Tatsache, dass wir alle eines Tages sterben müssen. Konzentrieren Sie sich darauf, den Tag zu genießen und alles zu tun, um die Gesundheit zu erhalten.

Tipp 3

Sprechen Sie sich das Vertrauen aus. Nehmen Sie eine selbstbewusste Körperhaltung ein und sagen Sie sich laut und mit Überzeugung: »Was auch immer passiert, ich werde eine Lösung finden.«

Tipp 4

Erinnern Sie sich an Ihre Kräfte. Entwickeln Sie die Einstellung: »Ich bin bereit, das Unabänderliche zu akzeptieren, und alles zu tun, das Machbare zu verwirklichen. Statt mich zu sorgen, werde ich alles tun, was man an Vorsorge treffen kann. Alles, was ich tun kann, um etwas zu verhindern, werde ich tun. Sollte ein unvorhergesehenes unangenehmes Ereignis eintreten, werde ich dann entscheiden, was ich tue. Ich weiß, dass ich auch bei dem schlimmstmöglichen Ereignis, solange ich bei Bewusstsein bin, Wahlmöglichkeiten habe. Ich kann wählen, wie ich damit umgehe. Meine Einstellung und nicht die Situation bestimmt über meine Gefühle.«

Tipp 5

Sorgen Sie für ausreichend Bewegung, um die Anspannung abzubauen und sich in ein seelisches Gleichgewicht zu bringen.

Tipp 6

Sorgen Sie für eine gesunde Ernährung und ausreichend Flüssigkeitszufuhr, um Ihren Körper zu unterstützen (siehe Seite 139).

Ich muss gestehen, dass auch ich gerne »immerwährende Sicherheit« hätte und leider auch keinen »Trick« hierfür habe. Ich weiß weder für mich noch für Sie, wie das Leben mit Sicherheit aussehen wird. Ich weiß nicht, was auf uns zukommen wird, und wie man Schlimmes mit Sicherheit verhindern kann. Es gibt keine Sicherheit im Leben. Wir müssen lernen, zu akzeptieren, dass wir keine Kontrolle über Ereignisse haben, die wir als sehr schlimm ansehen. Wir können nur wählen, gegen die Kontrolllosigkeit anzukämpfen oder sie anzunehmen und notfalls die Konsequenzen zu ertragen. Wir können wählen, unsere Energie und Kraft auf das Machbare zu konzentrieren oder gegen das Unabänderliche anzukämpfen. Wenn Sie sich im Geiste Ereignisse ausmalen, vor denen Sie große Angst haben und sich mit ihnen beschäftigen, können Sie sie dennoch nicht verhindern. So viel Fantasie können Sie auch nicht haben, sich alle möglichen unliebsamen Ereignisse auszudenken. Ich beobachte bei meinen Klienten immer wieder, dass sie sich für ein oder zwei Ereignisse entscheiden, vor denen sie sich im Leben große Angst machen. Das ist unsinnig, denn entweder Sie beziehen alle unerwünschten Ereignisse in Ihre Überlegungen ein, dann sind Sie nur noch mit Katastrophen beschäftigt, oder Sie akzeptieren, dass Sie nur im Augenblick leben und alles tun können, um jetzt gut und gesund zu leben.

Teil IV

Eine neue Lebens- philosophie entwickeln

17. Positive Einstellungen erzeugen positive Gefühle

»Wie schön wäre es doch, wieder zu dem Vertrauen in sich und in die Welt zurückkehren zu können, das kleinen Kindern eigen ist ...«

Haben Sie manchmal auch solche Fantasien? Nun, das wäre zugleich gut und auch schlecht. Wäre das tatsächlich möglich, würden wir ja auch alle bisher in unserem Leben gemachten wichtigen und hilfreichen Erfahrungen verlieren.

Es gibt jedoch noch einen anderen Weg: Wir können im Hier und Heute lernen, uns und das Leben so anzunehmen, wie es ist. Wir können lernen, uns selbst und den Menschen, die das Leben ausmachen, wieder mehr Vertrauen zu schenken. Wie man das macht fragen Sie sich nun?

Das ist denkbar einfach, denn Sie haben schon den Schlüssel dazu in der Hand. Und zwar in Form Ihrer Einstellungen. So wie Sie bis jetzt gewählt haben, sich von Misstrauen und Angst beherrschen zu lassen, können Sie auch wählen, Optimismus und Freude zu entwickeln.

Ob Sie sich dadurch nicht selbst belügen? Genauso wenig wie Sie sich bei der Überwindung der Angst belügen lernen sollen, sollen Sie das jetzt tun. Es geht lediglich darum, dass Sie sich die Wahrheit erzählen – so, wie es wirklich ist.

Sie sollen sich keinesfalls etwas vormachen oder sich selbst in die Tasche lügen.

Die Stärkung des Selbstvertrauens

Das Vertrauen in die eigene Person und die Achtung vor der eigenen Person hängen davon ab, welche Einstellung Sie zu sich selbst haben. Wenn Sie sich beständig eine Liste darüber vorbeten, was Sie alles nicht können und nicht haben, dann können Sie nicht erwarten, dass Sie sich sicher fühlen und selbstbewusst auftreten können. So wie Sie Achtung anderen Menschen gegenüber aufbauen, funktioniert es auch, wenn Sie Achtung sich selbst gegenüber entwickeln.

Wie Sie ein gesundes Selbstwertgefühl aufbauen

Schritt 1

Beginnen Sie, sich selbst so anzunehmen, wie Sie sind, und zwar mit der folgenden Übung.

Schauen Sie sich im Spiegel in die Augen und sagen Sie folgenden Satz zu sich selbst: »…(Ihr Vorname), ich bin bereit, dich so zu akzeptieren, wie du bist.« Und bitte nicht mogeln.

Ich weiß, dass das wahrscheinlich zunächst mit einem scheußlichen Gefühl einhergeht. Ein Teil meiner Klienten lacht, ein anderer weint, ein anderer Teil weigert sich, sich vor den Spiegel zu stellen, wenn es an die Übung geht. Sie ist dennoch wichtig, und ich gehe nicht davon ab. Sie wissen, wie gut es anderen oder Ihnen tut, gelobt und geachtet zu werden.

Üben Sie so lange, bis Ihr Gefühl folgt. Es wird Ihnen, wie bei allem, nach einer Weile die Zustimmung geben, dass es richtig ist, was Sie sich sagen. Es wird Ihnen mit der Zeit das Gefühl der Zustimmung geben: »Ja, ich akzeptiere mich so, wie ich bin.«

An diesem Punkt sagen die Menschen gewöhnlich: »Ich glaube, was ich sage, stimmt.« Zu Beginn durchlaufen Sie jedoch wieder die fünf Phasen des Umlernprozesses.

Ich erwarte also nicht, dass Sie die Übung richtig, gut und passend finden, sondern schlicht und einfach, dass Sie sie durchführen. Machen Sie die Spiegelübung täglich mindestens 300 Mal. (Sie haben richtig gelesen, 300 Mal.)

Sie erzählen sich sicherlich nicht weniger häufig, wie unmöglich Sie sind. Es gibt nur den einen Unterschied dabei, dass Sie das gewöhnt sind. Das glauben Sie sich im Augenblick.

Schritt 2

Wenn ein anderer Sie ablehnt, erinnern Sie sich daran, dass das nur seine Meinung über Sie ist. Ein anderer mag Sie nur dann, wenn Sie seinen Erwartungen und Vorstellungen entsprechen. Ablehnung sagt immer etwas über den Ablehner aus, nie über den Abgelehnten. Es ist unmöglich, die Anerkennung aller Menschen zu bekommen. Nicht einmal Jesus wurde von allen Menschen anerkannt. Was einem Menschen gefällt, missfällt einem anderen. Achten Sie darauf, Ihre eigenen Erwartungen und Wünsche an sich zu verwirklichen. Sie können es eh nie jedem recht machen. Enttäuschung darüber, dass die Vorstellungen des anderen und Sie nicht übereinstimmen, ist in Ordnung. Depression wegen und Angst vor seiner Ablehnung sind irrational und wenig hilfreich. Es wird nie jemanden geben, der Sie vollkommen ablehnt, und nie jemanden, der Sie vollkommen annimmt. Sie verändern sich in Ihrem Leben, der andere verändert seine Vorlieben ebenso. Ablehnung bezieht sich auf konkrete Situationen und konkretes Verhalten.

Bei Kritik und Ablehnung ist es gut, zu fragen: Was brachte den anderen zu seiner Ablehnung? Welche Einstellung hat er, dass er mich ablehnt? Versetzen Sie sich in den anderen, die Ablehnung sagt in erster Linie etwas über seine Erwartungen, Vorlieben und seine Stimmung aus. Und erst als zweites etwas darüber, dass Sie seinen Vorlieben und Erwartungen nicht entsprechen.

Schritt 3

Setzen Sie Suggestionen, neue Einstellungen ein, die Sie täglich wiederholen. Der amerikanische Psychotherapeut S. Helmstetter empfiehlt in seinem Buch »Anleitung zum Positiven Denken« beispielsweise folgende Suggestionen zum Aufbau eines gesunden Selbstwertgefühls:

»Ich bin wirklich etwas ganz Besonderes. Ich mag mich so, wie ich bin, und fühle mich gut.«

»Ich besitze viele wunderbare Qualitäten. Ich habe Talente, Fertigkeiten und Fähigkeiten. Ich habe sogar Talente, von denen ich noch gar nichts weiß. Ich entdecke ständig neue an mir.«

»Ich bin voller Energie, Begeisterung und Lebenskraft.«

Schritt 4

Sehen Sie sich weder als vollkommen gut noch als vollkommen schlecht. Sie besitzen Stärken und Schwächen. Nehmen Sie sich so an, wie Sie sind. Notieren Sie in Ihrem Arbeitsheft:
- Zehn Eigenschaften, die Sie als positiv an sich ansehen, und zehn, die Sie als negativ ansehen.
- Zehn Fähigkeiten, die Sie besitzen, und zehn, die Sie nicht besitzen.

Weitere hilfreiche Tipps

Tipp 1

Erkennen Sie sich selbst an. Durch die ständige Sorge, die Anerkennung anderer zu finden, haben Sie kaum Zeit, sich an den schönen Dingen im Leben zu freuen. Sie schrecken durch Ihr Klammern und Um-Anerkennung-Ringen andere nur ab. Außerdem liefern Sie sich und Ihr Wohlbefinden der Meinung anderer aus. Sie sind froh, wenn Sie ankommen, und unglücklich, wenn Sie nicht ankommen. Kommen Sie heute tatsächlich an, haben Sie Grund zur Sorge, ob Sie auch morgen noch ankommen. *Entscheiden Sie sich dafür, Sie bei sich selbst ankommen zu lassen!*

Anerkennung ist schön, tut gut. Es ist aber nicht lebensnotwendig für erwachsene Menschen (noch nicht einmal für Kinder), von allen Menschen oder denen, die sie sich ausgewählt haben, gemocht zu werden.

Tipp 2

Umgeben Sie sich mit Menschen, die wirklich an Ihnen interessiert sind. Diese werden nicht von Ihnen verlangen, ständig etwas gegen Ihre Bedürfnisse zu tun, nur um ihre Erwartungen zu erfüllen.

Tipp 3

Handeln Sie auch nach Ihren eigenen Interessen. Von denen, die an Ihnen interessiert sind, werden Sie Respekt bekommen. Vor sich selbst werden Sie mehr Achtung haben.

Tipp 4

Geben Sie sich selbst Anerkennung und Unterstützung. Das ist die einzige Anerkennung, derer Sie immer sicher sein können. Wenn man es anderen recht macht, ist das keine Garantie dafür, gemocht zu werden oder deren Unterstützung in der Not zu erhalten.

Tipp 5

Nehmen Sie Komplimente an – als Ausdruck der Meinung anderer. Nehmen Sie Kritik an – als Ausdruck der Meinung anderer.

Tipp 6

Lesen Sie das Buch »So gewinnen Sie mehr Selbstvertrauen« von Rolf Merkle (siehe Anhang). Er erklärt Ihnen, wie Ihr

innerer Kritiker Sie klein hält und Ihre Minderwertig-
keitsgefühle erzeugt.

Wie Sie mit Fehlern umgehen können

Schritt 1

Verzichten Sie auf Selbstvorwürfe wie »*Du hättest es besser machen müssen.*« In dem Augenblick fiel es Ihnen nicht ein – nicht mehr und nicht weniger. Denken Sie daran, Sie können sich nur danach verhalten, was Sie in dem Augenblick an Programmen gespeichert haben. Wenn Sie einen Fehler gemacht haben, sagen Sie sich: »Ich bin bereit, dich, … (Ihr Vorname), so anzunehmen, wie du bist. Du hast dein Bestes gegeben, was du in diesem Moment geben konntest.«

Schritt 2

Verbannen Sie folgende negativen Worte und Formulierungen aus Ihrem Wortschatz:
»Ich kann nicht …«
»Es ist unmöglich …«
»Ich werde es … versuchen.«
»Wenn nur …«
»Ja, aber …
»… zu schwierig«
»Ich sollte …«

Schritt 3

Setzen Sie Suggestionen ein, die Sie täglich mehrmals wiederholen. Ein Beispiel für solche positiven Suggestionen könnte so aussehen:

»Ich richte meine ganze Aufmerksamkeit auf das Hier und Heute. Was ich in der Vergangenheit erlebt habe, ist vorbei. Ich akzeptiere, dass ich ab und zu Fehler machen werde. Das ist menschlich. Ich überlege mir stattdessen, was ich aus meinen Fehlern lernen kann. Ein Misserfolg ist für mich eine Chance, dazuzulernen. Ein Fehler zeigt mir, dass ich etwas gewagt habe. Ich kann lernen, es in Zukunft besser zu machen. Ein Fehler ist lediglich eine Momenaufnahme. Er stellt nicht all meine Erfolge infrage.«

Weitere hilfreiche Tipps

Tipp 1

Erinnern Sie sich daran: *Es ist gut, nach Weiterentwicklung und Verbesserung zu streben, aber nicht nach Perfektion.* Fehler zu machen ist ein notwendiger Bestandteil des menschlichen Lernens. Der Mensch ist als unvollkommener Mensch angelegt, und auch Sie können seine grundsätzliche Anlage nicht verändern.

Tipp 2

Probieren Sie neue Dinge aus und gehen Sie ein Risiko ein. Es kommt nicht darauf an, etwas besonders gut zu machen, sondern, überhaupt etwas zu machen. Besser ist, etwas dürftig zu tun, als es erst gar nicht in Angriff zu nehmen. Fehler sind ein Hinweis darauf, dass Sie es gewagt haben. Schon allein deshalb haben Sie ein Lob verdient.

Tipp 3

Wenn es begründete Schwächen an Ihnen gibt, beschäftigen Sie sich nicht damit, sich zu bedauern und darüber zu klagen. *Unternehmen Sie stattdessen etwas, um diese Fähigkeiten zu entfalten.* Besuchen Sie einen Kurs, z. B. an der Volkshochschule, lesen Sie ein Buch darüber, trainieren Sie sich darin etc.

Tipp 4

Wenn Sie einen Fehler machen, betrachten Sie ihn als das, was er ist: *einen einzigen Fehler, der nichts über Sie als gesamte Person aussagt.* Es ist ein Verhalten in einem Augenblick Ihres Lebens. Es verändert Ihre Person in all Ihren anderen Eigenschaften, Qualitäten und Fähigkeiten nicht im Geringsten.

Ein Mensch kann heutzutage nicht in allen Bereichen ausgezeichnet sein, die meisten sind es nicht einmal in einem Bereich.

Tipp 5

Sie verdienen, dass es Ihnen gut geht, einfach nur deshalb, weil Sie ein Mensch sind. Sie müssen nicht erst etwas leisten.

Tipp 6

Gönnen Sie sich ab und zu etwas Schönes – nicht nur, wenn Sie Außerordentliches geleistet haben.

Zu sich und seinen Lebenszielen stehen

Hilfreiche Tipps

Tipp 1

Fragen Sie sich, was Ihnen im Leben Spaß machen würde, und machen Sie sich daran, es umzusetzen. Solange Sie sich und anderen damit nicht schaden, dürfen Sie alles tun, was Ihnen Spaß macht.

Tipp 2

Horchen Sie in sich hinein. Was fühlen Sie in sich? *Stehen Sie zu Ihren Gefühlen und drücken Sie sie aus.*

Tipp 3

Geben Sie sich einen Sinn im Leben. Das Leben als solches hat keinen Sinn, wenn Sie sich nicht selbst eine Aufgabe suchen. So finden manche Menschen z. B. einen Sinn darin, anderen Menschen zu helfen. Andere wiederum streben danach, sich ein Häuschen zu bauen oder Kinder zu erziehen. Wieder andere bemühen sich darum, ihre eigenen Fähigkeiten optimal zu entfalten oder für den Umweltschutz zu kämpfen. Überlegen Sie sich, was Ihnen sinnvoll erscheint, und stecken Sie Ihre Bemühungen dort hinein.

Die Entwicklung eines gesunden Verantwortungsgefühls

Wenn sie beginnen, sich selbst mehr zu achten, bekommen viele Menschen Angst, »rücksichtslos und egoistisch« zu werden. Sie denken in Entweder-oder-Kategorien. Ich verstehe unter einem gesunden Verantwortungsgefühl, dass ich sowohl meine eigenen Bedürfnisse, als auch die der anderen berücksichtige, und dass ich mir bewusst bin, wo meine Verantwortung beginnt und wo sie endet.

Jeder Mensch ist für sein Verhalten, seine Gefühle und seine Gedanken hundertprozentig verantwortlich. Das sagt das ABC der Gefühle aus. Er ist dafür verantwortlich, ob er anderen Menschen einen körperlichen Schaden zufügt. Er ist nicht dafür verantwortlich, wie der andere über seine Worte denkt und fühlt. Hierbei ist er lediglich der Auslöser, der andere hat Wahlmöglichkeiten, wie er mit dem Gesagten umgeht. Damit will ich nicht sagen, dass es uns gleichgültig sein sollte, wie der andere fühlt. Natürlich sollten wir, wenn wir den anderen kennen, in unserem eigenen Verhalten berücksichtigen, ob er dadurch gewöhnlich verletzt wird. Die Regel lautet: Solange der andere Wahlmöglichkeiten hat, wie er damit umgeht, ist es seine Verantwortung, wie er sich fühlt. Sie können

z. B. niemals schuld an den Magenschmerzen eines anderen sein. Dieser erzeugt sich seine Magenschmerzen selbst, indem er sich ärgert, weil Sie sich nicht seinen Erwartungen gemäß verhalten, oder indem er sich Sorgen über Sie macht. Dieses Prinzip gilt natürlich auch umgekehrt: Ein anderer ist niemals schuld an Ihren Gefühlen. Er ist vielleicht der Anlass, dass Sie bestimmte negative Bewertungen in sich ablaufen lassen, aber er ist nicht schuld an Ihren negativen Bewertungen.

Wie Sie ein gesundes Verantwortungsgefühl entwickeln können

Schritt 1

Schreiben Sie ein ABC, wenn andere sich gekränkt fühlen und Sie für ihre Gefühle verantwortlich machen wollen. Sagen Sie: »Es tut mir leid, dass du dich jetzt so fühlst. Das war nicht mein Bestreben. Mein Bestreben ist lediglich, mich meinen Bedürfnissen entsprechend zu verhalten.«

Schritt 2

Schreiben Sie ein ABC der Gefühle, wenn Sie sich verletzt fühlen und anderen die Schuld dafür geben. Sagen Sie sich: »Ich finde es schade, dass er mein Verhalten nicht gut findet. Ich werde prüfen, ob ich aus seiner Kritik etwas lernen kann. Wenn aus meiner Sicht seine Kritik nicht berechtigt ist, betrachte ich sie als einen Ausdruck seiner Meinung. Er darf die Meinung haben, die er sich wählt. Sie sagt nichts über meine Person aus.«

Schritt 3

Nutzen Sie mehrmals täglich folgende Suggestionen, wie sie der amerikanische Psychotherapeut S. Helmstetter in seinem Buch »Anleitung zum Positiven Denken« empfiehlt, um Ihr Verantwortungsgefühl aufzubauen.

»Ich genieße es, für mich die Verantwortung zu übernehmen. Sie gibt mir die Möglichkeit, ich selbst zu sein. Diese Herausforderung macht mir Freude. Zu keiner Zeit erlaube ich jemandem, die Kontrolle über oder die Verantwortung für mein Leben oder Handeln zu übernehmen.«
 »Ich gestehe auch anderen Menschen zu, die Verantwortung für sich zu übernehmen, und versuche nicht, ihnen diese Verantwortung wegzunehmen.«
 »Ich übernehme niemals die Verantwortung für die Einstellung eines anderen Menschen. Ich achte jedoch darauf, dass ich die volle Verantwortung für meine eigene Einstellung übernehme.«

Weitere hilfreiche Tipps

Tipp 1

Rufen Sie sich in Erinnerung: »Auch wenn andere Menschen mich ablehnen oder kritisieren, kann ich mich dennoch dafür entscheiden, mich zu akzeptieren. Solange ich meine eigenen Vorstellungen vom Leben und von mir verwirkliche und niemandem damit schade, habe ich das Recht dazu, so zu sein, wie ich bin.«

Tipp 2

Wenn Sie einen Fehler machen, gestehen Sie sich den Fehler ein. Sie sind dafür verantwortlich, aber es ist nicht notwendig, sich deshalb Schuldgefühle zu machen oder sich dafür zu verurteilen.

Sagen Sie sich oder anderen, dass es Ihnen leidtut, und überlegen Sie, wie Sie den Fehler korrigieren und in Zukunft vermeiden können.

Tipp 3

Verzeihen Sie sich die Fehler, die Sie in der Vergangenheit gemacht haben. Sie können sie nicht mehr korrigieren, aber alles tun, sie in der Zukunft zu vermeiden. Wenn Sie sich Selbstvorwürfe machen, lenken Sie Ihre Aufmerksamkeit auf Vergangenes und machen sich eher bereit, neue Fehler zu begehen.

Tipp 4

Wenn andere einen Fehler machen, brauchen Sie sie nicht dafür als Mensch zu verurteilen und abzuwerten. Diese haben ihr Bestes gegeben, was ihnen in diesem Augenblick möglich war. Verzeihen Sie ihnen den Fehler – um Ihretwillen, denn in Ihrem Körper sitzen der Hass und die Wut. Sie bekommen Magenschmerzen und Herzstechen. Keine Angst, Sie brauchen die anderen deshalb nicht heilig zu sprechen. Sie können sagen, dass deren Verhalten nicht passend, aber das Beste war, was sie geben konnten, und ihnen verzeihen. Es genügt, wenn Sie Ihre Enttäuschung und Ihr Bedauern zum Ausdruck bringen.

Tipp 5
Wenn Sie dazu neigen, sich schnell gekränkt zu fühlen, oder häufig unter Schuldgefühlen leiden, finden Sie in meinen Büchern »Ab heute kränkt mich niemand mehr« und »Wenn Schuldgefühle zur Qual werden« viele weitere hilfreiche Strategien (siehe Anhang).

Hindernisse im Leben in die richtige Perspektive rücken

Viele Menschen verlieren in ihren Fantasien und Katastrophenfilmen die Perspektive aus den Augen. Wie in einer Nahaufnahme starren sie auf die vermeintliche Katastrophe und vergessen dabei, dass der Film noch weiterläuft. Zwei Fantasieübungen habe ich in diesem Zusammenhang in meiner Praxis als hilfreich erlebt:

1. Fantasieübung

Die Satellitenfantasie
Setzen oder legen Sie sich hin und entspannen Sie sich.

Nehmen Sie ein paar tiefe Atemzüge. Dann stellen Sie sich vor, Sie sitzen in einem Satelliten und kreisen um die Erde. Unter sich sehen Sie die Erde als kleine Kugel – gerade so groß, dass sie in eine Ihrer Handflächen passt. Nun stellen Sie sich vor, irgendwo da unten leben Sie. Sie können sich nicht erkennen, nur die Erdkugel, die alle Menschen trägt und verbindet. Wie viel Bedeutung hat Ihr Problem, um das Sie sich gerade Sorgen machen, im Vergleich zu all den Problemen der Menschen, die noch da unten leben? Wie viel Gewicht hat es, wenn ein Mensch, zehn oder 100 dieser Menschen Sie ablehnen oder zu einem Zeitpunkt kritisieren? Wie viel Bedeutung hat es für den Erdball, wenn Ihnen an einem Tag ein Fehler unterläuft, Sie etwas vergessen oder mit jemandem in Streit geraten?

Und nun stellen Sie sich noch vor, Sie könnten von Ihrem Satelliten aus die Entwicklung der Erde von heute bis in das Jahr 3000 verfolgen. Wie viel Gewicht haben dann all Ihre Sorgen für das Bestehen und die Weiterentwicklung der Erde, der Menschheitsgeschichte?

Und wenn Sie sich all das vor Augen geführt und die Fragen ehrlich für sich beantwortet haben, kommen Sie wieder zurück auf die Erde.

Die Ablehnung eines Menschen, ein fehlerhaftes Verhalten, der Tod eines geliebten Menschen, eine schwere Krankheit, der Verlust eines Arbeitsplatzes, das Nichtbestehen einer Prüfung sind zwar auch dann noch schmerzhaft und bedauerlich. Aus dieser Perspektive, aus der Perspektive einer allumfassenden Verbindung und Gemeinsamkeit mit der gesamten Menschheit und dem Fortbestehen der Menschheit über unsere Zeit hinaus erscheinen unsere Erlebnisse jedoch kleiner und weniger bedeutend.

2. Fantasieübung

Die Lebensfilmfantasie

Setzen oder legen Sie sich wieder hin und entspannen Sie sich. Nehmen Sie ein paar tiefe Atemzüge. Dann stellen Sie sich vor, Sie sind dabei, Ihr Leben zu beschließen, und vor Ihren Augen läuft noch einmal Ihr gesamter Lebensfilm ab.

Sie beginnen bei der frühesten Kindheit, fahren fort über das Jugendalter, bis Sie bei dem augenblicklichen Zeitpunkt ankommen. Nun fragen Sie sich, wie viel Gewicht hätte dann ein Fehler, vor dem Sie jetzt Angst haben? Wie viel Gewicht hätte dann eine Ablehnung oder Kritik, vor der Sie sich jetzt fürchten? Wie viel Bedeutung hätte dann das Nichtbestehen einer Prüfung, ein möglicher Misserfolg, den Sie befürchten? Wenn Sie die Fragen ehrlich beantwortet haben, kommen Sie wieder in den Alltag zurück.

In seinem Buch »Auch du kannst mehr aus deinem Leben machen« zitiert Rolf Merkle einen 85-jährigen Mann, der u.a. folgende Erkenntnisse auf seinem Sterbebett machte: »Wenn ich noch einmal zu leben hätte, dann würde ich mehr Fehler machen; ich würde versuchen, nicht so schrecklich perfekt sein zu wollen; dann würde ich mich mehr entspannen und vieles nicht mehr so ernst nehmen; dann hätte ich mehr wirkliche Schwierigkeiten als nur eingebildete …«

Sie haben wahrscheinlich noch mehr Zeit in Ihrem Leben als dieser alte Mann und können beginnen, ab heute Ihre Katastrophenideen bewusst in Relation zu setzen. Sie können prüfen, was Sie verlieren und was Sie gewinnen könnten, wenn Sie ein Risiko eingehen. Prüfen Sie genau, ob das Risiko wirklich so groß ist, wie es Ihnen Ihr Katastrophenfilm weismachen will. Prüfen Sie, ob es sich dennoch lohnt, das Risiko einzugehen. Wagen Sie Neues, riskieren Sie es, aus alten festgefahrenen Bahnen auszubrechen, bevor es zu spät ist.

Vorbereitung auf die Zukunft

Wir können mit unserer Vorstellung noch einen Schritt über all das Gesagte hinausgehen und uns bewusst mit möglichen zukünftigen Veränderungen befassen. Drei sehr wichtige Gebiete, die entweder als Katastrophe ausgemalt oder aus dem Bewusstsein weggeschoben werden, sind: Krankheit, Tod eines geliebten Menschen und einschneidende berufliche Veränderungen.

Ich persönlich halte es für sehr sinnvoll, sich diese Ereignisse auszumalen, die dadurch entstehenden Gefühle der Trauer, Wut und Angst zu erleben, aber sich dann auch vorzustellen, wie man damit umgehen und die Situation bewältigen kann.

Der Sinn dieser geistigen Vorbereitung besteht darin, zu verhindern, dass man unbedacht von einem solchen Ereignis getroffen wird. Je deutlicher Sie in Ihrem Geiste Lösungsmöglichkeiten sehen, sich diese ausführen sehen, desto offener können Sie für das Leben sein. Sie brauchen sich nicht mehr damit zu beschäftigen, diese Gedanken aus dem Bewusstsein zu verbannen. Es hilft Ihnen, die Situationen besser zu bewältigen, wenn sie auf Sie zukommen.

Wie Sie sich vorbereiten

Schritt 1

Überlegen Sie, welche unterschiedlichen Veränderungen in Ihrer Zukunft höchstwahrscheinlich auf Sie zukommen werden. In Ihrem Privatleben? Im Beruf? Im Freundeskreis? Körperlich?

Schritt 2

Entspannen Sie sich und stellen Sie sich vor, dass diese Veränderungen stattfinden. Stellen Sie sich diese Veränderungen möglichst konkret vor: Was genau verändert sich? Was sehen Sie? Was hören Sie? Welche Gefühle verspüren Sie? Was spüren Sie körperlich? Welche Gedanken gehen Ihnen durch den Kopf?

Wenn Sie die Situation lebendig vor Augen haben und sich so fühlen, als ob die Situation bereits eingetreten sei, fragen Sie sich: Welche Lösungsmöglichkeiten habe ich in dieser Situation? Wie kann ich die Situation bewältigen? (Bewältigungsvorstellung)

Es ist wichtig, dass Sie sich trotz bestimmter Verluste oder trauriger Veränderungen, die Sie am liebsten vermeiden würden, im Gleichgewicht und angemessen handelnd sehen. Sehen Sie sich das Unvermeidliche akzeptieren. So wird Sie nichts unvorbereitet treffen, weil Sie sich schon einen geistigen Plan zurechtgelegt haben.

Teil V

Angst – Erfahrungsberichte

18. Was Betroffene als besonders hilfreich erlebten

Zum Abschluss möchten noch einige meiner Klienten und Leser meiner anderen Bücher Sie an Ihren Erkenntnissen und Erfahrungen mit der Angst teilhaben lassen. Sie werden sich sicher in der einen oder anderen Erzählung wiedererkennen und von den Einsichten meiner Klienten profitieren. Auf meine Frage, was für sie besonders hilfreich für ihren Umgang mit der Angst und ihre persönliche Weiterentwicklung war, schrieben sie mir:

Frau O., 46 Jahre alt, verheiratet, zwei Kinder
»Ich habe mir in der Situation die Fehler notiert und aufgeschrieben, wie ich es das nächste Mal anders mache. Ich habe Atemübungen gemacht, um mich ruhiger zu kriegen und zu entspannen. Ich habe in Büchern gelesen. Ich habe durchgehalten, bin nicht weggelaufen, was mich heute stärkt. Wenn ich beim Arbeiten aufgeregt war, habe ich mir gesagt, das macht nichts, das muss so sein, dadurch kannst du dein Bestes geben. Diese Äußerung habe ich mal bei einem Interview von Schauspielern gehört, die auf Lampenfieber angesprochen wurden. Hat mir geholfen. Diese Angstphase lässt sich aber nur langsam abbauen. Ich bin der Angst nicht gewichen, ich habe durchgehalten und darüber bin ich unheimlich glücklich und denke, dass es mir in ähnlichen Situationen hilft. Ich gehe jetzt mehr Dinge an, die mir unangenehm sind, weil ich weiß, ich muss sie tun, um die Angst zu überwinden, wie z.B. mit dem Auto dort hinzufahren, wo ich mich nicht auskenne. Das kann

ich nur lernen, wenn ich es öfter tue und mich nicht davor drücke oder zu bequem bin. Natürlich klappt es nicht immer, aber manchmal.

Ich weiß, dass die Angstsymptome wieder bei entsprechenden Situationen auftreten werden. Ich denke jedoch, dass ich nicht mehr so mit Panik reagiere, da ich sie ganz bewusst durchlebt habe. Was mir hilft und woran ich arbeite, ist, mich gern zu haben, mich zu akzeptieren, so wie ich bin, mir auch Fehler zu verzeihen. Wenn ich mir das sage, werde ich gelassener und es tut mir gut. Ich stehe mir selbst bei, wenn ich denke, ich bin in Gefahr. Ich habe mich schon immer sehr streng kontrolliert und beurteilt, und die Meinungen anderer über mich waren mir heilig. Daran bin ich immer noch am Arbeiten. Ist nicht leicht, das loszuwerden – aber kann auch Spaß machen.«

Frau A., 41 Jahre, verheiratet, ein Kind
»An Ängste in der Kindheit kann ich mich nicht erinnern, und zwar deshalb nicht, weil ich extrem behütet aufwuchs und meine Eltern mir eine heile Welt vermittelten und alles von mir fernhielten bzw. alles für mich entschieden und regelten. Dieser Zustand dauerte sehr lange an bis in ein Alter, in dem andere Frauen zum Teil schon die Verantwortung für eine eigene Familie haben. Mitte zwanzig, als ich mich gegen dieses Reglementieren immer öfter auflehnte und die Schwierigkeiten, speziell mit meiner Mutter, immer mehr wurden, schaffte ich den lange überfälligen Schritt zur Selbstständigkeit, die zunächst gar keine war, denn ich wohnte lediglich allein, und da begannen dann langsam die Ängste.

Ich war ja gewohnt, entweder gar keine eigenen Entscheidungen zu treffen oder aber nur nach ausführlicher Rücksprache mit meinem Vater. Die Notwendigkeit, im täglichen Leben Entscheidungen zu treffen, verursachte mir oft Beklemmungen, die in keiner Relation zum tatsächlichen Sachverhalt standen. Viele Dinge ließ ich zunächst laufen in der Hoffnung, dass sie sich mit der Zeit von selbst erledigen würden. Dieses Nichtabschließen von Dingen verursachte dann wiederum Ängste vor eventuellen Folgen. Dieses Verhalten konnte ich bis heute nie ganz ablegen.

In puncto Männerbekanntschaften lief es nach ähnlichem Muster. Nachdem ich bisher mein Männerbild nach meinem Vater ausgerichtet hatte, musste ich mit zunehmender Angst feststellen, dass die Männer so gut wie nie dieser Vaterkopie entsprachen, die ich unbewusst ja suchte, damit wieder einer die Verantwortung für mich übernimmt. Diesem Trugbild jagte ich sehr lange mit wachsender Frustration nach bis schließlich hin zu einem Selbstmordversuch. Erst während meiner Therapie wurde mir dies bewusst, und ich lernte mühsam, dass nur ich selbst für mich entscheiden kann. Das nahm mir den größten Teil dieser Seite von Angst, denn bisher sah ich mich immer nur als Ergänzung eines Mannes oder im Spiegelbild, wie er mich wünschte. Was eine wirkliche Partnerschaft außerdem behinderte, war meine Angst, nicht perfekt zu sein. Erst wenn die Angst wegfällt vor menschlichen Unzulänglichkeiten wie z.B. zu dick oder zu dünn, statt angepasst aufmüpfig, körperlich nicht unbedingt dem herkömmlichen Standard entsprechend zu sein, dann kann man sich natürlich geben und auch mal fallen lassen. Solange man sich selbst nicht mag und sein eigener schärfster Kritiker ist, kann auch die Angst vor Ablehnung in Beruf und Partnerschaft nicht weichen.

Diese ganze Facette meiner Ängste wurde im Laufe meines Lebens immer größer, auch deshalb, weil ich mich meistens diesen Ängsten nicht stellte und sie somit nicht abbauen konnte.

Bei Partnerschaften suchte ich mir unbewusst immer Männer aus, von denen von vornherein klar war, dass die Beziehung über kurz oder lang scheitern würde, und zwar meistens so, dass ich nach außen im Recht war und nicht Farbe bekennen musste. Ich fürchtete immer, dass ich im Laufe der Zeit dem Bild nicht gerecht würde, das mein jeweiliger Partner von mir hatte. Erst sehr spät lernte ich, dass ich immer versuchte, dieser Vorstellung gerecht zu werden bis hin zur Aufgabe meiner eigentlichen Persönlichkeit. Durch dieses ›Wohlverhalten‹ wollte ich anerkannt und geliebt werden wie seinerzeit als Kind unter dem Motto ›Sei ein braves Mädchen und tue, was man von dir verlangt‹. Nach der letzten gescheiterten Beziehung, als ich so am Boden war, dass ich nicht mehr glaubte, hochzukommen, erkannte ich, dass ich mich künftig nicht mehr verstellen darf, sondern ich sein muss, damit ich in einer normalen Beziehung leben kann. Dann muss ich nicht Angst haben, dass mein Partner mich nach einiger Zeit fallen lässt, wenn er merkt, dass es nicht nur nach seinen Vorstellungen läuft. Als ich dies erkannte, war der Knoten geplatzt, aber auch heute noch merke ich manchmal, dass sich wieder das alte Rollenverhalten einschleicht, doch jetzt habe ich die Möglichkeit, hier zu stoppen. Ein weiterer, sehr wichtiger Bestandteil meiner Angstpalette, den ich sicher mit sehr vielen Menschen teile, ist die Angst vor Ablehnung. Dass man nicht von allen Menschen geliebt und angenommen wird, ist normal.

Bei mir war und ist es manchmal noch so, dass ich bei Ablehnung sofort die Fehler bei mir suche und in den Teufelskreis gerate, mein Verhalten so zu ändern, dass ich nicht mehr ›unbequem‹ bin. Das führte in der Vergangenheit so weit, dass meine ureigensten Bedürfnisse fast verschüttet waren und demzufolge meine Persönlichkeit verblasste und ich nur noch depressiv war und mich als armes verkanntes Opfer fühlte. Erst als ich erkannte, dass mein Leben weitergeht, und zwar sehr oft besser, wenn ich nicht zu allem Ja und Amen sage, wurde meine Lebensqualität in allen Bereichen besser, sei es Beruf, Partnerschaft oder Kindererziehung. Ein zusätzlicher positiver Nebeneffekt war, dass ich merkte, wer meine wirklichen Freunde sind oder zumindest Menschen, die mir wohl wollen, denn für die anderen war ich nicht mehr ›pflegeleicht‹, d. h. nicht mehr manipulierbar. Es gibt auch hier noch Rückschläge wie bei einem kleinen Kind, das langsam laufen lernt, aber sie werden seltener. Manchmal waren diese Rückfälle nach fast beendeter Therapie noch sehr intensiv und schmerzhaft, aber indem man sie bewusst durchleuchtet und weiß, woher sie rühren, verlieren sie ihren Schrecken und man blickt nach vorn.

Die schlimmste Angst von allen ist bei mir die Angst vor Krankheit, Verlust und dem Verlassen-Werden. Woher dieser Teil meiner Angst kommt, weiß ich aus meiner Lebensgeschichte, das waren ganz reale Vorkommnisse, und diese können im Nachhinein weder wegradiert noch bagatellisiert werden. Ich kenne das Warum und werde damit leben müssen und können, dass ich in dieser Hinsicht anfälliger bin als ›Normalverbraucher‹. Ich möchte es vielleicht nicht ganz passend als meine Achillesferse bezeichnen, so wie andere auf ihren empfindlichen Magen oder Verletzungsanfälligkeiten achten müssen. Wenn ich merke, dass ich unverhältnismäßig auf gewisse Vorkommnisse wie Verspätungen und dergleichen reagiere, bekomme ich solche Dinge inzwischen durch das ABC der Gefühle in den Griff.

Auch sehr hilfreich ist die Möglichkeit, Entwicklungen bis zu einem zunächst fiktiven negativen Ende durchzudenken ›Was wäre, wenn…?‹ Dann merke ich, dass es immer wieder irgendwie weitergeht und anschließend die gelegentlich noch aufsteigende Panik nachlässt.

Abschließend noch ein Wort zu den Folgeproblemen der Angst und daraus resultierenden körperlichen Beschwerden:

Wenn man seine Ängste dauernd zulässt, sich ihnen nicht stellt und sie, ohne es zu merken, in masochistischer Manier noch fast pflegt, weil die Opferrolle oft sehr bequem ist, geht ein guter Teil Lebensqualität verloren, denn man stagniert, traut sich nichts zu und kapselt sich ab. Die Folgen sind beispielsweise bei mir massive Kreislauf- und Magenbeschwerden, Angstzustände, nervöse Herzbeschwerden und Allergien. Aus meiner eigenen schmerzhaften Erfahrung kann ich nur raten, vor seinen Ängsten keinesfalls zu resignieren, sich ihnen zu stellen, täglich neu und in nicht zu großen Schritten, und das Ziel vor Augen nicht zu verlieren, nämlich nach Überwindung der Angst ein lebenswertes Leben zu führen. Wenn man sich Ängste wirklich bewusst macht, sie analysiert und die Überwindung dieser Ängste immer wieder, ohne sich durch Rückschläge entmutigen zu lassen, übt, dann kann eine Rückkehr zur Normalität gar nicht ausbleiben, wobei die Dauer des Genesungsprozesses sehr variieren kann, auch wenn man nach relativ kurzer Zeit erkannt hat, wo das Hauptproblem liegt. Erst wenn man in der Lage ist, das Gelernte und Erfahrene immer öfter im Alltag umzusetzen, gewöhnt sich nach dem Kopf der Körper daran, nicht mehr davonzulaufen.«

Frau W., 24 Jahre, ledig

»Zu einer Firmung sollte ich im Gottesdienst Querflöte spielen. Den Abend zuvor aß ich etwas, was nicht so recht zusammenpasste. Am anderen Morgen war mir furchtbar schlecht und ich musste mich übergeben, sodass ich meiner Aufgabe, den Gottesdienst mitzugestalten, nicht nachkommen konnte. Wegen dieser Sache machte ich mir schwere Vorwürfe, denn schließlich hatten ja alle, die an diesem Fest beteiligt waren, damit gerechnet, dass ich die Lieder begleite. Diese Situation übertrug sich nun auf alle Ereignisse, die sich im Alltag so zutrugen. Immer hatte ich Angst, ich könnte eine Sache, die ich versprochen hatte zu tun, oder jede andere Tätigkeit, die ganz alltäglich ist, nicht ausführen, weil es möglich sei, dass mir gerade schlecht sei. Und wie ich dachte, fühlte ich auch. Kam eine neue Aufgabe an mich heran, war mir sofort übel. Langsam verringerte ich meine Aktivitäten und zog somit meinen Lebenskreis immer enger, weil ich solche Situationen vermeiden wollte. Dies ging so lange, bis ich bemerkte, dass ich durch meine Zurückgezogenheit auch keine Freude mehr erlebte. Alles war so eintönig und langweilig. Zurzeit bin ich dabei, all die Dinge wieder zu üben, die ich früher bewusst vermieden habe. Jeden Tag stelle ich mir eine neue Aufgabe. Wenn ich z. B. Angst vor dem Busfahren habe, fahre ich möglichst oft mit dem Bus, um irgendwelche Besorgungen zu machen. Vorher mache ich einige Vorstellungsübungen, die mir bei der Bewältigung der Aufgabe zugute kommen. Um die Scheu vor anderen Menschen abzubauen, habe ich auch einen Ferienjob als Bedienung angenommen. So bin ich immer in Kontakt mit Menschen und bin gezwungen, mich mit ihnen auseinanderzusetzen.«

Frau K., 34 Jahre, geschieden, allein lebend
»Angst kenne ich eigentlich schon mein ganzes Leben lang. Ich fürchtete mich vor allem: zu versagen, nichts zu können, nicht geliebt zu werden, nicht gut auszusehen, vor allem aber davor, allein zu sein. Schon als Kind litt ich sehr darunter, dass jedes-

mal, wenn meine Eltern Streit hatten, meine Mutter ihre Sachen packte und uns verlassen wollte. Natürlich hat sie das nicht gemacht, aber schon damals wirkte sich das in Kreislaufstörungen aus. Nach einer gescheiterten Ehe lernte ich meinen Traummann kennen. Anfangs ging es mir sehr gut, dann bekam ich den Verdacht, er würde mich betrügen. Sofort war wieder meine Angst da, ihn zu verlieren. Ich reagierte völlig falsch, war krankhaft eifersüchtig, klammerte mich an ihn und machte für mich absolut nichts mehr. Ich war zu dieser Zeit ständig in ärztlicher Behandlung, schluckte Beruhigungsmittel und angstdämpfende Mittel. Ich hatte Herzrasen, Angstzustände, war oft unfähig, arbeiten zu gehen. In der Therapie lernte ich, von meinen Beruhigungsmitteln wegzukommen. Ich lernte, daran zu glauben, körperlich gesund zu sein, und dass sich mein Schwachpunkt, mein Herz, halt in schwierigen Situationen immer wieder melden würde. Das wird wahrscheinlich auch immer so bleiben. Aber: Ich zähle jetzt nicht mehr laufend meinen Puls und höre auf jedes Schlagen meines Herzens. Im März letzten Jahres kam es dann, wie es kommen musste, mein Freund eröffnete mir, ›er wolle seine Freiheit‹. Nun war das, wovor ich panische Angst hatte, eingetreten – eine Katastrophe für mich. Ich – so unselbstständig wie ich war, noch nie alleine gelebt – musste mir eine Wohnung suchen und einrichten. Aber ich habe es geschafft. Am Anfang war das Alleinsein natürlich schwer. Ich war oft am Verzweifeln, aber diese schlimmen Angstzustände und Herzbeschwerden sind in diesem Maße nicht mehr aufgetreten. Ich habe einen Schritt zum Erwachsenwerden und zur Unabhängigkeit gemacht. Nach einer dreimonatigen ›Trauerzeit‹ habe ich angefangen, mein Leben zu verändern. Ich betätige mich sportlich, habe angefangen, auszugehen, mir einen neuen Bekanntenkreis aufgebaut.

Ich kann zwar nicht behaupten, mein Leben jetzt fest im Griff zu haben oder sehr glücklich zu sein. Richtig glücklich werde ich wahrscheinlich nur in einer Partnerschaft. Aber ich weiß jetzt, ich kann auch alleine leben. Ich kann jetzt mit Fehlschlägen, die immer wieder vorkommen werden, besser umgehen. Ich bin froh, wieder Interesse an anderen Menschen zu haben, Freunde zu haben – zu leben. Ich denke manchmal, drei Jahre in einem Alptraum gelebt zu haben und jetzt aufgewacht zu sein.«

Frau T., 22 Jahre, ledig

»Begonnen hat alles am ersten Arbeitstag nach einem sehr schönen Urlaub. Mir ging es nicht gut. Ich war traurig und musste die ganze Zeit gegen die Tränen ankämpfen. Im Urlaub hatte ich eine flüchtige Romanze. Ich wusste, dass nach dem Urlaub alles vorbei sein würde. Plötzlich, während ich am Computer saß und verkrampft vor mich hin tippte, hatte ich das Gefühl, verrückt zu werden. Dieses Gefühl hatte ich bis zu dem Tag nicht gekannt. ›Meine Güte, jetzt drehst du durch‹, dachte ich. Ich hatte das Bedürfnis, zu rennen, irgendwohin. Ich rannte auf die Straße und wie wild um die Häuserblocks. Ich ließ mich krankschreiben. Mein Hausarzt schickte mich zum Nervenarzt. Der verpasste mir Beruhigungsspritzen, sechs Wochen lang, jede Woche eine. Ich wurde betäubt, doch meine Angst blieb. Nachts konnte ich nicht durchschlafen. Morgens wachte ich völlig gerädert auf. Ich hatte keine Lust, morgens aufzustehen. Ich wollte nicht mehr arbeiten. Ich hatte plötzlich vor allem Angst, Angst, verrückt zu werden, Angst, allein im Zug zu fahren, Angst, über eine Brücke zu gehen, Angst, anderen Menschen zu begegnen, Angst, Angst, Angst. Vor allem Angst, alleine zu sein. Angst vor der Zukunft … Angst davor, dass die

Angst nicht mehr weggeht. Angst, dass dieser Zustand für immer anhalten würde. Angst vor der Angst.

Die Angst machte mich völlig kaputt, sie raubte mir alle Energie. Ich war ständig total verkrampft und verspannt. Ich hatte keinen Appetit mehr. Ich hatte zu nichts mehr Lust. Plötzlich war all meine Kraft von der Angst aufgebraucht. Ich war total leer: Ich bekam starke Depressionen. Wieder bekam ich Tabletten.

Dann stieß ich auf das Buch ›Gefühle verstehen, Probleme bewältigen‹ und las zum ersten Mal über Ängste, wie und warum sie auftreten. Ich lernte, wie Gefühle entstehen. Das war für mich eine ganz, ganz große Hilfe. Ich erfuhr, dass alle Menschen ihr Denken selbst beeinflussen können und damit auch ihre Gefühle. ›Sie fühlen, wie Sie denken‹, das war ein wichtiger Satz für mich. Langsam lernte ich, eine neue, realistische Sicht von mir und meiner Umwelt zu gewinnen. Alles, was mich ängstigte und beunruhigte, begann ich zu hinterfragen, und versuchte eine realistische Antwort zu finden. Es ging mir besser. Ich konnte das Leben wieder etwas genießen. Dennoch erlebte ich ca. ein dreiviertel Jahr später einen Rückfall. Das realistische Denken wollte mir auf einmal nicht mehr gelingen. Wieder verstrickte ich mich in meine Ängste. Wieder fand ich mich selbst abstoßend. Ich hatte oft das Gefühl, für mich oder andere Menschen eine Gefahr zu bedeuten. Ständig hatte ich Angst, die Kontrolle über mich zu verlieren, verrückt zu werden oder sogar Amok zu laufen. Aber außer dem steten Anwachsen meiner Angst passierte nichts. In der Therapie machte ich eine weitere wichtige Erkenntnis: Die Angst akzeptieren, sich nicht mehr gegen die Angst wehren und ihr damit den Wind aus den Segeln zu nehmen. Bisher hatte ich versucht, die Angst zu unterdrücken, sie gar nicht erst aufkommen zu las-

sen. Jetzt versuchte ich, die Angst und die vielen damit auf-
kommenden Gefühle erst einmal zu akzeptieren – für den
Augenblick. Dann sagte ich mir realistische Alternativgedan-
ken. Mit der Zeit bekam ich so die Angst immer mehr in den
Griff.

Heute kommt die Angst – in bestimmten Situationen – immer
noch auf. Ich kann aber heute damit besser umgehen. Manchmal gelingt mir das sehr, sehr gut und auf Anhieb. Manchmal
dauert es etwas länger, und es fällt mir schwerer. Es ist auf jeden Fall wichtig, zu versuchen, sich selbst zu akzeptieren, auch
wenn es einem oft sehr schwerfällt.«

Frau R., 30 Jahre, verheiratet

»Schon früh, d. h. mit etwa 14 Jahren, häuften sich Anfälle von
Prüfungsangst. Mich erfasste vor jeder Klassenarbeit Panik mit
körperlichen Erscheinungen wie Magenschmerzen, Schwindelanfällen etc. Einige Jahre später konnte ich plötzlich nicht mehr
in Fahrstühlen fahren, konnte Toiletten nicht mehr abschließen,
ohne mich zu vergewissern, dass ich irgendeinen Fluchtweg,
z. B. ein Fenster hatte. Ich fühlte mich eingeschlossen. Bei solchen Gelegenheiten bekam ich Schwindelanfälle, der Puls
wurde schneller, ich hatte das Bedürfnis, zu schreien. Es blieb
leider nicht bei diesen Anlässen.

Ich bekam Angst vor weiten Plätzen, konnte sie nicht mehr
überqueren, tastete mich an einer Hausmauer entlang. Autofahren war überhaupt nicht mehr möglich. Mich erfasste Panik,
wenn ich mich nur auf den Fahrersitz setzte. Am schlimmsten
war dann eine generelle Angst vor der ›Außenwelt‹: Ich konnte
kaum mehr einkaufen gehen. Menschenansammlungen, auch
kleinere, vermied ich. In ein Kaufhaus zu gehen erforderte
höchste Anstrengungen. Und immer traten die gleichen Symp-

tome auf: Herzklopfen, Pulsbeschleunigung, Schwindel, Angst vorm ›Ohnmächtigwerden‹, Schwächegefühl, Engegefühl im Brustkorb. Ich entwickelte eine regelrechte ›Erwartungshaltung‹: In dieser Situation hatte ich schon einmal Angst, also musste sie jetzt wieder auftreten. Ich beobachtete mich, klopfte vielleicht mein Herz schneller, wurde mir schwindlig? Meist passierte dies dann auch.

Ich vermied dann, überhaupt noch in großen Geschäften einkaufen zu gehen, vermied eigentlich alle Situationen, in denen die Angst erfahrungsgemäß auftrat. Einige Situationen ließen sich aber leider nicht umgehen. Ich bemerkte da, dass ich ruhiger war, wenn ich vorher Alkohol getrunken hatte. So konnte ich die Angstgefühle bekämpfen. Ich konnte dann manchmal sogar einen Stadtbummel machen. Da meine ›Alkoholstrategie‹ mit dem Autofahren natürlich nicht vereinbar war, fuhr ich auch nicht mehr mit dem Auto.

Die Angstzustände wurden allerdings immer schlimmer, d. h., ich benötigte immer mehr Alkohol, um gewisse Situationen bewältigen zu können. Als ich dann bei einer Prüfung wieder unerträgliche Angstgefühle bekam, beschloss ich, eine Verhaltenstherapie zu beginnen. Anfangs war ich oft verzweifelt, dass sich gar keine Besserung einstellte. Aber dann bemerkte ich, dass ich begann, mein Verhalten zu ändern.

Ich lernte jetzt, meine Ängste anzunehmen, mich nicht mehr dafür zu verurteilen. Ganz langsam wurden die Angstgefühle weniger, bzw. ich konnte sie besser bewältigen.

Mir half es immer, zu den Therapiestunden zu gehen, besonders, wenn ich drohte, wieder in alte Verhaltensweisen zurückzufallen, oder dies bereits passiert war. Ebenfalls hilfreich waren Gespräche mit meinem Partner. Ich durfte zugeben, dass die Angst wieder da war, und brauchte mich nicht zu verstecken. Ohne lange Erklärungen konnte ich sagen. Ich habe Angst und wurde verstanden, und, für mich damals ganz erstaunlich, dafür nicht verurteilt. Das Verbergen der Angst nahm immer viel Energie in Anspruch, und sie wurde immer schlimmer, wenn ich dachte, mein Gegenüber merkt mir was an.

Gut tat mir auch der Gedanke, dass ich wohl nicht die Einzige bin, die Ängste hat: Nur versuchen andere wahrscheinlich auch, sie zu verbergen.

Heute ist es noch hilfreich, diese Ängste, wenn sie (wenn auch nur selten) noch auftreten, nicht zu ignorieren. Ich weiß, wenn sie da sind, und akzeptiere das. Ich ›spreche‹ dann mit ihnen, und sie bedrohen mich nicht mehr so sehr.«

Frau D., 30 Jahre, ledig
»Angst – vor den Eltern, vor Kritik, eine schädliche Beziehung aufzugeben, mich auf Prüfungen vorzubereiten, eine neue Beziehung einzugehen.

29 Jahre meines Lebens Angst gehabt vor meinen Eltern. Besserung durch räumliche Distanz von mehreren 100 Kilometern und einem tiefen inneren Bedürfnis, Frieden mit ihnen zu schließen. Jahrelang von Meinung und Kritik anderer abhängig. Hatte nicht den Mut, das zu sagen und danach zu handeln, was ich denke, was gut für mich ist. Aber vielleicht musste ich überhaupt erst lernen, was gut für mich ist. Seit ich selbst lieb zu mir bin, auf meine eigenen Gefühle höre, mir selbst nicht mehr wehtun will, gelingt es mir auch, zu mir selbst zu finden und mit mir selbst glücklich zu werden. Daraus entwickelt sich dann eine Unabhängigkeit meinen Mitmenschen gegenüber. Angst vor Kritik und gegensätzlicher Meinung anderer lässt mich nicht mehr schweigen. Kann heute meine Meinung und mein Handeln vertreten, ohne Schuldgefühle und schlechtes Gewissen zu

bekommen. So versuche ich auch, ehrlich zu sein, denke, dass ich mir das schuldig bin. Ich akzeptiere mich, so wie ich bin, das ist viel wichtiger als bei Gott-und-der-Welt ›lieb‹ Kind zu spielen. Schließlich ist es das Problem anderer, wie sie damit umgehen. Diese Portion gesunden Egoismus musste ich mir erst hart erkämpfen. Das Feedback ist jedoch in jeder Hinsicht positiv. So wissen beide Parteien, woran sie sind. Mit Offenheit und Ehrlichkeit kommt man weiter im Leben. Steht man zu sich selbst, legt man einen unsichtbaren Schutz um sich, man setzt sich einfach nicht so leicht den Widerwärtigkeiten und der Willkür anderer aus, wird in Ruhe gelassen oder vielleicht sogar für gewisse Kategorien uninteressant.

Aus der von meinem Elternhaus programmierten Abhängigkeit suchte ich mir damals eine neue Abhängigkeit. Über acht Jahre ließ ich mich von einem Mann systematisch zerstören. Ließ ihn bestimmen, was gut für mich ist, opferte mich für ihn auf und bekam dafür laufend Fußtritte. Hatte Angst, diese schädigende Beziehung aufzugeben, weil ich wusste, dann vor dem Ruin meines Lebens zu stehen: missratenes Studium, schlechte Beziehung zum Elternhaus, ganzes Leben ein Lügengebäude.

Da ich im Elternhaus nie gelernt hatte, ein Empfinden und Akzeptieren meiner eigenen Gefühle und Bedürfnisse wahrzunehmen, zuzulassen und auszuleben (es wurde mit Liebesentzug, Bestrafung, schlechter Laune, ›Mir geht es schlecht, weil du nicht lieb bist‹, reagiert. Oder mit ›Du darfst das nicht, das ist schlecht für dich‹, – alles war falsch, was man machte. Man ließ andere über sich bestimmen, selbst durfte man ja nie entscheiden, was gut für einen ist), konnte mich dieser hassgeliebte Mann jahrelang manipulieren. Dann habe ich mich entschieden, mich von ihm zu trennen.

Früher hatte ich permanent Angst, anderen wehzutun. Heute

muss ich feststellen, dass ich Bedenken habe, mir selbst weh-zutun. Ich stehe heute zu mir und zu dem, was mit mir passiert ist. Es ist keine Schande. Solange ich niemandem körperlichen oder materiellen Schaden zufüge, ist das o.k.

Treten heute Geschehnisse oder Probleme in mein Leben, so lasse ich mich immer noch kurzfristig von meinem Kurs ab-bringen oder irritieren. Heute erkenne ich es aber, akzeptiere es und bestrafe mich deswegen nicht mehr selbst. Mich offen und ehrlich mit jemandem zu unterhalten oder einfach das Er-lebte (ob schön oder unangenehm) in Worten aufzuschreiben hilft mir unwahrscheinlich. Sich die quälenden Gedanken von der Seele zu schreiben befreit einen. Mich in eine neue Bezie-hung zu stürzen macht mir noch Angst. Genieße momentan das Alleinsein, spüre auch, dass ich es brauche, um zu mir selbst zu finden, um zu erfahren, was ich überhaupt will, und ganz einfach auch die Erfahrung zu machen, dass es auch glücklich macht, ganz allein mit sich zu sein, nur für sich da zu sein.«

Frau G., 35 Jahre, verheiratet

»Was ich jedem empfehlen kann, wenn er unter Ängsten lei-det, ist, sich Lesestoff zum Thema Angst und Psyche zu besor-gen. Ich habe mir Bücher gekauft und dann dadurch langsam gelernt und verstanden, was in mir vorgegangen ist, um so eine Angst auszulösen, und dass auch nur ich selbst mit meinem Da-zutun wieder die ›alte‹ Neue werden kann. Am allerwichtigsten war die Bestätigung meiner Therapeutin, dass ich diesen Zu-stand wieder loswerde, denn das war bei mir schon zur fixen Idee geworden: ›Das bekomme ich nie mehr los, und wenn ich so weitermache, lande ich noch in einer Irrenanstalt‹.

Heute kann ich sagen, so schlimm die Zeit damals auch war, es war für mich das größte und beeindruckendste Erlebnis, das ich bisher in meinem Leben hatte. Ich habe dadurch mich und die Fähigkeiten in mir kennengelernt, und auch ganz bestimmt eine neue Lebensperspektive bekommen. Ganz vereinzelt treten bei mir manchmal auch heute noch innere Spannungen auf, z. B. möchte ich gerne zum Skifahren. Ich plane voll Begeisterung den Urlaub. Nur so etwa zwei bis drei Tage vor der Abreise habe ich dann so ein ungutes Gefühl, und den Gedanken ›Hoffentlich passiert nichts‹. Aber heute weiß ich, wie ich darauf innerlich zu antworten habe, und das Endergebnis ist dann – Urlaubmachen ist doch was Schönes,

Wenn Sie im Internet in einer Suchmaschine eines der Stichwörter ›Angst, Panik, Panikstörung, soziale Phobie‹ eingeben, finden Sie viele Homepages von Betroffenen, die Sie ebenfalls an ihren Erfahrungen teilhaben lassen. Außerdem können Sie sich in vielen Foren zur Angst mit anderen Betroffenen austauschen.«

Schlusswort

Liebe Leserin, lieber Leser,
nun haben Sie einen Überblick über die hilfreichen Strategien, die Sie nutzen können, um Ihr Schiff in eine angstfreie Richtung zu steuern. Sie haben Ihr Schiff bereits ins Wasser gelassen und die ersten Manövrierversuche gemacht. Dafür haben Sie ein dickes Lob verdient. Es lohnt sich, den sicheren Hafen der alten Programmierung zu verlassen. Fremde, spannende Welten werden sich Ihnen auftun, aber die Reise ist mit Risiken verknüpft. Sie werden einige Zeit und Anstrengung benötigen, Ihr Schiff aus dem Hafen zu bekommen. Vielleicht gibt es Menschen in Ihrer Umgebung, die Ihnen beim Steuern des Schiffs helfen. Oder aber Sie heuern einen »amtlichen Steuermann« (Therapeuten) an, bis Sie sich sicher fühlen. Jede neue Situation, die Sie wagen, bringt Sie ein Stück weiter aus dem Hafen. Sie können jederzeit wieder zurück in den Hafen – wenn Sie es dann noch möchten. Es ist immer gut, Wahlmöglichkeiten zu haben. Ein Schiff, das man im Hafen hält, weil man glaubt, es sei nicht seetauglich, ohne zu prüfen, ob es tatsächlich nicht seetauglich ist, wird möglicherweise nicht voll genutzt. Es wird zu stark geschont und zu wenig gefordert.

Prüfen Sie sorgfältig, ob Sie Ihr Schiff nicht auch im Hafen lassen aus Furcht vor den Stürmen und vor dem Unbekannten. Prüfen Sie, ob es seetauglich ist. Wagen Sie kleine Probefahrten – immer weiter aus dem Hafen, um sich an die Grenzen der Belastung heranzutasten. Sie haben die Wahl, mit Angst Neues zu wagen, Spannendes zu erleben und vielleicht auch ein paar Stürme durchzustehen oder im sicheren Hafen zu bleiben und immer nur die gleiche Hafenmauer anzuschauen. Risiko und Neues oder Sicherheit und Routine – das sind die Alternativen für jeden Menschen. Sie können wählen. Prüfen Sie sorgfältig. Sollten Sie feststellen, dass das offene Meer tatsächlich nicht Ihren Vorstellungen entspricht, dann können Sie Ihr Schiff immer noch in den Hafen zurücksegeln. Aber Sie haben es selbst überprüft und haben sich nicht von anderen oder eigenen Vorurteilen blenden lassen. Ich wünsche Ihnen eine gute Reise.

Ihre

Doris Wolf

Wenn Sie möchten, können Sie mich an Ihren Erfahrungen mit meinem Buch und der Reise in neue Gewässer teilhaben lassen. Meine Anschrift finden Sie im Anhang.

Anhang

Das ABC der Gefühle

A Situation:

B Bewertung der Situation:

C Gefühle, Körperreaktionen und Verhalten:

Analysieren Sie die Situationen, vor denen Sie Angst haben, mit den folgenden Fragen und tragen Sie die Antworten in obiges Schema ein.

A Welches ist die **Situation?**

Wovor habe ich Angst? Vor welchen Situationen oder Dingen? Versuchen Sie möglichst genau zu beschreiben: bei Tieren: Größe, Farbe, Ort, Entfernung; bei Dingen: Raum, Größe, Anzahl der Personen

Löst allein schon der Gedanke an die Situation oder die Vorstellung der Situation Angst aus?

B Beobachtung Ihrer **Gedanken:**

Wie bewerte ich die Situation (B)? Was habe ich über die Situation gedacht? Notieren Sie alle Befürchtungen und Katastrophenideen.

C Gefühle, Körperreaktionen und **Verhalten:**

Wie fühle ich mich und wie reagiere ich körperlich? Wie verhalte ich mich?

Überprüfen Sie Ihre Bewertungen (B) und erarbeiten Sie eine alternative Bewertung.

1. Entspricht es den *Tatsachen,* dass das, was ich als gefährlich ansehe, auftreten wird? Entspricht es den Tatsachen, dass das, was ich als gefährlich ansehe, wirklich lebensgefährlich ist? Woher weiß ich das?
2. Wenn das von mir als lebensgefährlich bewertete Ereignis tatsächlich unangenehm sein könnte, wie *wahrscheinlich* ist es, dass dies eintritt? Ist es ein Ereignis niedriger Wahrscheinlichkeitsstufe?
3. Gibt es Möglichkeiten, das von mir als lebensgefährlich angesehene Ereignis zu *verhindern?*

4. Was wäre, wenn das von mir als lebensgefährlich bewertete Ereignis wirklich eintreffen würde? *Wie kann ich dann überleben?* Welche Auswirkung hat das auf mein ganzes weiteres Leben?
5. Verspüren *alle* Menschen gleichermaßen Angst vor dieser Situation?
6. Was *verliere* ich, wenn ich nicht in die Situation gehe, die ich als lebensgefährlich ansehe? Beruflich? Privat? Was *gewinne* ich, wenn ich in die Situation gehe und es trotz möglicher Gefahr wage?

Adressen

Adressen von Angst-Selbsthilfegruppen in Ihrer Nähe erhalten Sie bei:

DASH
Deutsche Angst-Selbsthilfe
Bayerstr. 77 a
80335 München
Tel.: 089-51555315

Weiterführende Literatur & Beratungsangebote

Doris Wolf & Rolf Merkle: So überwinden Sie Prüfungsängste. Psychologische Strategien zur optimalen Vorbereitung und Bewältigung von Prüfungen. PAL

Doris Wolf: Keine Angst vor dem Erröten. Psychologische Strategien zur Selbsthilfe. PAL

Doris Wolf & Alan Garner: Nur Mut zum ersten Schritt. Wie Sie auf andere zugehen und sich ungezwungen unterhalten können. PAL

Rolf Merkle: So gewinnen Sie mehr Selbstvertrauen. Ein praktischer Ratgeber zur Überwindung von Minderwertigkeitsgefühlen und Selbstzweifeln, PAL

Doris Wolf: Ab heute kränkt mich niemand mehr. 101 Power-Strategien, um Zurückweisung und Kritik nicht mehr persönlich zu nehmen. PAL

Doris Wolf & Rolf Merkle: Gefühle verstehen, Probleme bewältigen. Ein praktischer Ratgeber zur Bewältigung von Ängsten, Unsicherheiten, Minderwertigkeits- und Schuldgefühlen, Eifersucht, depressiven Verstimmungen. PAL

Doris Wolf: Wenn Schuldgefühle zur Qual werden. Wie Sie Schuldgefühle überwinden und sich selbst verzeihen lernen. PAL

Doris Wolf & Rolf Merkle: Tiefenentspannung nach Jacobson. Verspannungen lösen und Alltagsstress abbauen. (CD) PAL

Rolf Merkle: Lass dir nicht alles gefallen. Wie Sie Ihr Selbstbewusstsein stärken und sich privat und beruflich besser durchsetzen können. PAL

Eine Liste von psychologischen Psychotherapeuten in Ihrer Nähe finden Sie hier:
www.palverlag.de/Beratung-Psychologie.html

Nützliche Informationen im Internet

www.expertenrat.info
Hier finden Sie mehr als 150 Videoclips sowie schriftliche Selbsthilfe Informationen zu Angst- und Panikstörungen.

www.psychotipps.com
Kostenlose Selbsthilfestrategien für die Bewältigung persönlicher Probleme und Krisen

www.psychic.de
Angstforum, in dem Sie sich mit anderen austauschen und Rat einholen können.
www.partnerschaft-beziehung.de
Informationen zu Ehe- und Partnerschaftsproblemen

Schreiben an die Autorin richten Sie bitte an die folgende Adresse:

Doris Wolf
c/o PAL Verlag
Am Oberen Luisenpark 33
68165 Mannheim

Weltbild Buchverlag
– Originalausgaben –
Genehmigte Taschenbuchausgabe 2009
Verlagsgruppe Weltbild GmbH,
Steinerne Furt, 86167 Augsburg
© by PAL Verlagsgesellschaft mbH, Mannheim

Projektleitung: Bettina Spangler
Umschlag: bürosüd, München
Satz: Uhl und Massopust GmbH, Aalen
Gesetzt aus der Palatino Light 11/14 pt
Druck und Bindung: CPI Moravia Books s.r.o., Pohorelice

Gedruckt auf chlorfrei gebleichtem Papier

Printed in the EU

ISBN 978-3-86800-195-2

2013   2012   2011   2010
Die letzte Jahreszahl gibt die aktuelle Ausgabe an.

Von A bis Z